50歳からの
心の疲れをとる習慣

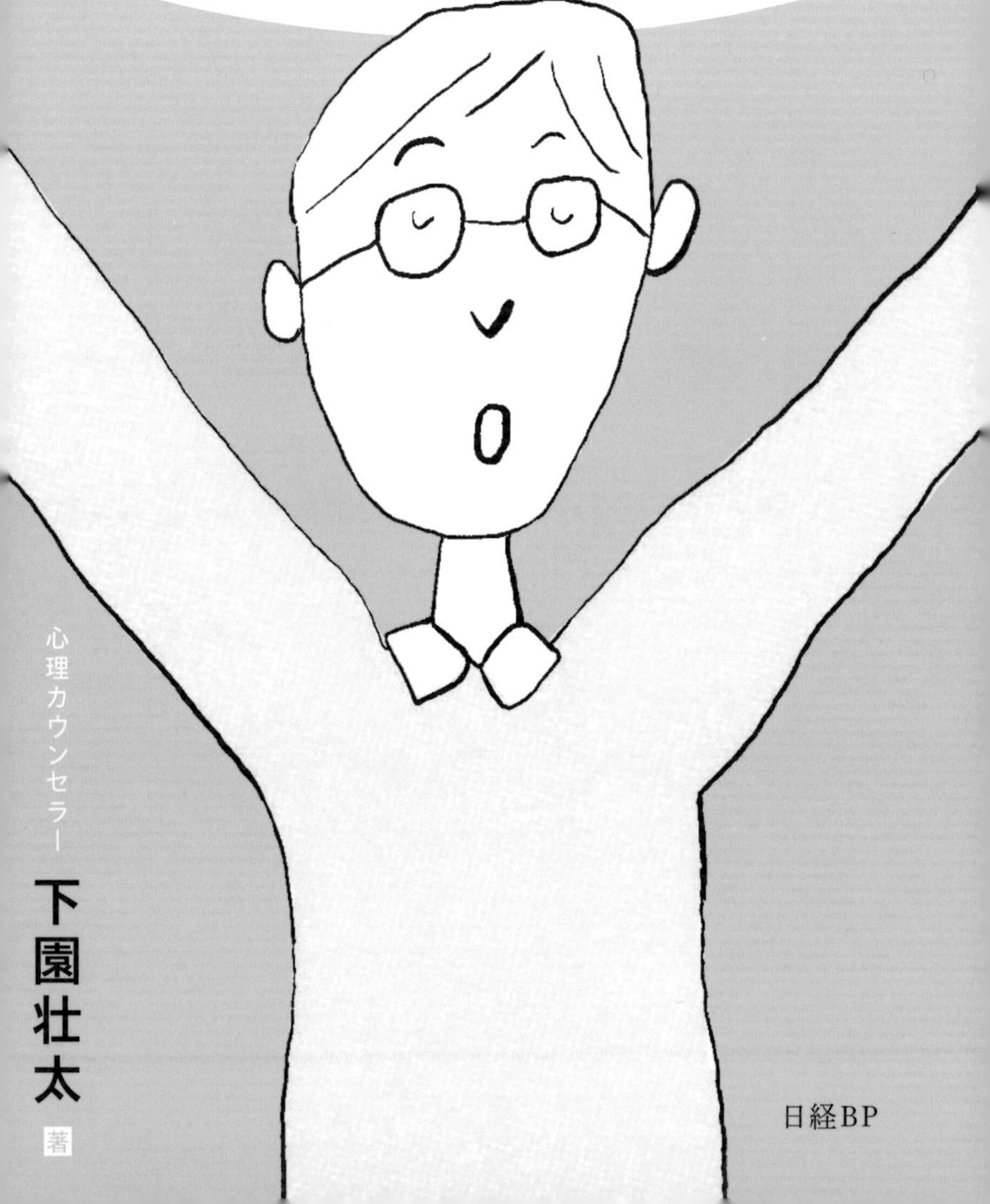

心理カウンセラー
下園壮太 著

日経BP

はじめに　心が疲れやすくなったあなたへ

50歳を過ぎて体力の衰えを感じるようになった人は多いでしょう。仕事が忙しくても徹夜などもってのほか。寝不足の日が数日続くと頭がぼーっとして、うっかりミスをしてしまうこともよくあります。

「疲れがたまってきたから、しっかり寝よう」と思って早めに布団に入ったのに、朝目が覚めたら疲労が抜けきっておらず、ぐったりしたまま1日を過ごす、ということも普通にあります。

しかし、私が心配しているのは、体力の衰えよりも、「心が疲れやすくなること」です。年齢を重ねていくと、疲労がなかなか抜けなくなるだけでなく、ちょっとしたことでイライラしたり、傷つきやすくなります。また、気分の浮き沈みの波が大きくなり、新しいことに挑戦する意欲も衰えてきます。

それだけでなく、ストレス耐性が低下し、特に人間関係にストレスを感じるようになり、新しい人間関係を作るのがおっくうになって、休日は家に引きこもりがちになってしまう人もいます。

私は心理カウンセラーとして長年活動してきました。その経験から言えるのは、心が疲れやすくなっても、ほとんどの人はそれに気づかないということです。

同僚の何気ない一言に傷ついたり、仕事上のミスをいつまでもクヨクヨと引きずったり、イライラして家族に八つ当たりしたり……。頭が働かなくなって、同じ作業を何回も繰り返し、仕事がいつまでたっても終わらないということもあります。

そんなとき、「心が疲れやすくなっているんだな。ちゃんと休もう」と思える人はまれです。多くの人は「どうもたるんでいるな。気合いを入れてがんばろう」とさらに無理をしてしまうのです。

するとどうでしょう。気がついたら、朝起きたら体が石のように動かなくなっていた、めまいがして会社に行くのを断念した、なんとか出社したもののトイレで吐いてしまった、といった「うつ病一歩手前」の症状が現れてしまいます。

もしくは、心が疲れやすくなっていることに気づかずに、「最近どうも気分が晴れないな。旅行に行ってリフレッシュしよう！」と、予定をみっちり詰め込んだ旅行に出かけてしまう人もいます。案の定、家に帰ってきたらどっと疲れが出て、メンタルが猛烈に落ち込み、何も手につかなくなるということも……。

人生100年時代といわれるようになり、50歳はその「折り返し地点」になりました。50歳を過ぎてから、誰もが残りの長い「人生の後半」を生きることになります。そのときに何よりも大切なのは、「心の疲れ」をきちんとケアすることだと私は考えています。

歳をとってから体の健康について気を配るようになった、という人は多いと思います。また、老後の資金面についても、あらかじめ準備しているという人も増えてきました。ただ、メンタル面についてはノーケアという人がほとんどではないでしょうか。

心が疲れやすくなった私たちは、疲労をためないように、日々の習慣を少しずつ変えていかなければなりません。習慣を変えれば、メンタルが落ち込んだときや、感情が乱れてコントロールが難しくなったときにも、その影響を最小限にとどめることができます。

この本では、そうした「習慣の力」を自分の味方にするために、私たちの心がどのような仕組みになっているのか、年齢とともに心がどのように変化していくのかについても解説しています。また、定年退職を迎え、生活環境がガラリと変わったり、身近な人が亡くなるなど、メンタル面で危機を迎えやすいときの対処法についてもページを割いています。

本書がみなさんの心の平穏の役に立てたらこんなにうれしいことはありません。

下園壮太

はじめに …… 1

第1章 気がつけば、心が疲れやすくなっている!?

1 年を重ねると誰もが直面する3つの「心の変化」 …… 16
2 「万能感」を手放すことで人生後半の消耗を避ける …… 18
3 人生の折り返しには「退却作戦」が必要になる …… 20
4 最悪を想定し、メンタル面でも将来の準備を進める …… 22
5 「生涯現役」のつもりでも60歳前後でメンタルが落ち込む …… 24
6 「自分で決めなければならない」ことがストレスになる …… 26
7 「楽になる変化」であっても心身はストレスを感じる …… 28
8 定年後に「何もしない」のは、かなり危険 …… 30
9 「凝り固まった価値観」が変化への対応を拒む …… 32
10 「やらされている感」を引きずるとメンタルが落ち込む …… 34
11 「不平不満症候群」は価値観を変えられない人に多い …… 36
12 仕事一筋だった人には価値観を変えるきっかけが必要 …… 38
13 カチカチに固まった価値観をほぐすためにできること …… 40

第2章

「心の疲れ」をケアするには「体の疲れ」から先手を打つ

14 「心の疲れ」をためないために「体の疲れ」をケアする……44
15 「もっとがんばりたい」と思うときほど冷静に休む……46
16 自分の疲労を客観的に把握するのは難しい……48
17 50歳を過ぎると1日で使える体力にバラツキが出てくる……50
18 「思い通りに進まない」ことが当たり前になってくる……52
19 「遅発性の疲労」は定年後の抑うつをも引き起こす……54
20 うつ傾向が深まりやすくなる「4つの条件」……56
21 疲労にも段階があり、回復にかかる時間が変わってくる……58
22 たいしたことないのにイライラするのは「疲労の第2段階」……60
23 疲労の段階が進むと自責感が強まり人が怖くなる……62
24 「疲労の借金を返す」という発想を持つ……64
25 疲れがたまったら休日に「おうち入院」をする……66
26 体を動かしたりゲームに没頭したり気分転換は人それぞれ……68
27 休むのが下手なのは、真面目で課題克服型思考の人……70

28 理想の睡眠にこだわりすぎない、「ほどほど」で十分……72
29 お酒の力を借りて眠ろうとするのは絶対NG……74
30 疲労は悩みを引きずり感情を爆発させやすくする……76

第3章

「イライラ」の感情はアフターケアが大切

31 「怒り」の感情は爆発すると人を乗っ取ってしまう……80
32 「感情」も「理性」と同様に私たちを守るために存在する……82
33 怒りの感情の誤作動でいつまでもイライラ、モヤモヤする……84
34 人を攻撃態勢にする「3つのきっかけ」……86
35 怒りは自己嫌悪と相まって雪だるま式に増幅していく……88
36 相手が目の前にいては「6秒」が過ぎても怒りは消えない……90
37 怒りがこみ上げてきたら、その場を20メートル離れる……92
38 感情が収まるように、自分が安心することをやってみる……94
39 無理に忘れようとすると怒りは必ずぶり返す……96
40 嫌な出来事を冷静に振り返られるようになるまで待つ……98

41 気持ちを整理するために「7つの視点」で振り返る……100
42 相手の視点に立って振り返ると自分の視野の狭さに気づく……102
43 パワハラの加害者は自分のことを「被害者」だと思っている……104
44 怒りはクセになり、依存関係を作り出す……106
45 怒りのピークの行動は「仕方ない」と自分で受け止める……108
46 怒りのピークの前後に、行動改善のヒントがある……110
47 トラブルの「前」を振り返り、予防策を見つける……112
48 冷静に振り返ることで視野が広がり、謝罪の気持ちが生まれる……114

第4章

急降下した自信を回復する正しい手順

49 50歳を過ぎてからの「自信の急速な低下」に備える……118
50 人を深いところで支える「3つの自信」……120
51 定年後の環境の変化が「3つの自信」すべてを低下させる……122
52 自信の低下を食い止める、ほかの分野での「自信の補給」……124
53 自信を回復する「3ステップ」は常に正しい順番で行う……126
54 オーバーワークが疲労の蓄積と自信の喪失を招く……128

55 自信をキープするには毎日「8時間」は布団の中にいる……130
56 自信の回復にはスキルアップより軽い運動がお勧め……132
57 信頼できる人が1人でもいれば自信は取り戻せる……134
58 「人に頼るのはよくない」という思い込みは教育のせい……136
59 自分の心の矛盾に気づくためにも人とつながる……138
60 自信が低下しているときに試したい「サイコーの評価法」……140

第5章 「気の合う友人」は無理に探さない

61 定年後に人とつながる第一歩は「興味のあること」で踏み出す……144
62 「自分と波長の合う人」ではなく「活発な人」を探す……146
63 「職場での価値観」を押し通そうとする人は孤立する……148
64 新たなつながりを築くときは「自分の色」を少しずつ出す……150
65 プライドが高くて「圧の強い人」は敬遠される……152
66 組織でわがままを許されてきた人はプライドを手放せない……154

67 人付き合いが苦手な人は「ロールモデル」の力を借りる……156
68 身近な人をロールモデルにして謝罪してみる……158
69 「人はそれぞれ違う」と知り、プライドを緩めていく……160
70 組織の中で人間関係に悩んだときは「感情を押し殺さない」……162
71 「不本意な異動」「年下の上司」……発想を変えて受け入れる……164
72 人間関係が「トラウマ化」したら相手から離れる……166
73 パワハラやいじめの悩みは背後に隠れた疲労に注意……168
74 悩みが深刻なときは「悩んでいる自分」を責めない……170
75 「人は一貫しないもの」ということを肌で実感する……172

第6章

「うつ」は「原因探しと対策」が悪化を招く

76 真面目な人ほど「気持ちの波は良くない」と思い込む……176
77 疲労の第2段階にあると気持ちの波が大きくなってくる……178
78 「原因探しと対策」がメンタルの落ち込みを悪化させる……180
79 過去を振り返らない人はうつ症状の対処が上手くならない……182

80 気持ちが弱っている人を責めずに休める環境を整えてあげる……184
81 うつがひどくなると人には相談できなくなる……186
82 うつの症状が出ている人には「アドバイスしない」……188
83 うつで理性が働かなくなると偏った思考になる……190
84 疲労の第3段階の人はアドバイスが受け入れられなくなる……192
85 うつに苦しむ人に「何かをさせよう」とするのはNG……194
86 「話を全部聞く」ことで相手の味方になる……196
87 うつになった人は骨折やインフルエンザの人と同じ……198
88 うつは「心の疲労骨折」、治るまでに時間がかかる……200
89 遠くに住む人にできることは「距離をとって見守る」……202

第7章

定年後の一番のリスクはメンタルヘルス

90 これから老後を迎える人の最大のリスクは「メンタル」……206
91 メンタルケアの方法は若い頃と定年後では大きく違う……208
92 昔の老後は「頑丈なレール」、これからの老後は「飛び石」……210
93 老後は自分で自分の舵をとるべき、待っていてもダメ……212

94 これからの10年間は社会や環境の変化が大きくなる……214
95 新しい生き方を見つけるために「急ハンドル」を切らない……216
96 定年前後に生き方を急に変えると「自信」が急降下する……218
97 「こうあるべき」から「できないこともある」へ切り替える……220
98 趣味では苦しまなくていい、下手でも楽しみを見つける……222
99 環境も自分も変化する前提で試行錯誤のループを回す……224
100 定年後は「周到な準備」より「試行錯誤」がいい……226
101 定年前から老後を「3つの時期」に分けて考える……228
102 「社会の役に立つこと」は必ずしもできなくていい……230
103 人は本能的に「中間目標」に引きずられる……232

第8章

身近な人を亡くした悲しみを乗り越える

104 身近な人を亡くすと誰しも「心の空洞」ができる……236
105 悲しみの感情や「涙」は必要だから生じている……238
106 大切な人の死を受け入れ、新たな方向へ歩み始める……240

107 喪失から受けるダメージは、予想以上に大きく、長く続く……242
108 悲しみで「パニック状態」になることにも意味がある……244
109 「大丈夫」と言う人は感情がマヒ状態にある……246
110 大きな喪失体験のあとはとにかく体を休めて回復する……248
111 「忘れる」とは「喪失のつらさ」が薄れていくこと……250
112 悲しみを忘れるために「定期的に思い出す」機会を作る……252
113 「自分だけ楽になってはいけない」と思う人は「懺悔」が有効……254
114 「ペットロス」の感情も受け止め、大いに悲しむ……256

第9章

頑固になった「高齢の親」は将来の自分の姿

115 親がデマを信じてしまったら、何ができるのか……260
116 疲労が蓄積しているときほど被害妄想を抱きやすい……262

117 デマを信じている人の話をすべて聞くことで安心させる……264
118 妄想を否定されると相手はより意固地になってしまう……266
119 デマを信じる人を否定せず、これまで通り付き合う……268
120 「免許返納」をしぶる高齢の親を頭ごなしに否定しない……270
121 反発されない範囲で話をして考えを少しずつ変えていく……272
122 「相手が大切にしている思い」を遠回りでも聞いていく……274
123 親の感情を受け止めることは、自分の老後の備えでもある……276
124 親の介護は「戦場」、自分がうつになるのは絶対避ける……278
125 「理想の介護」を捨て、人の力を徹底的に借りる……280

おわりに……282

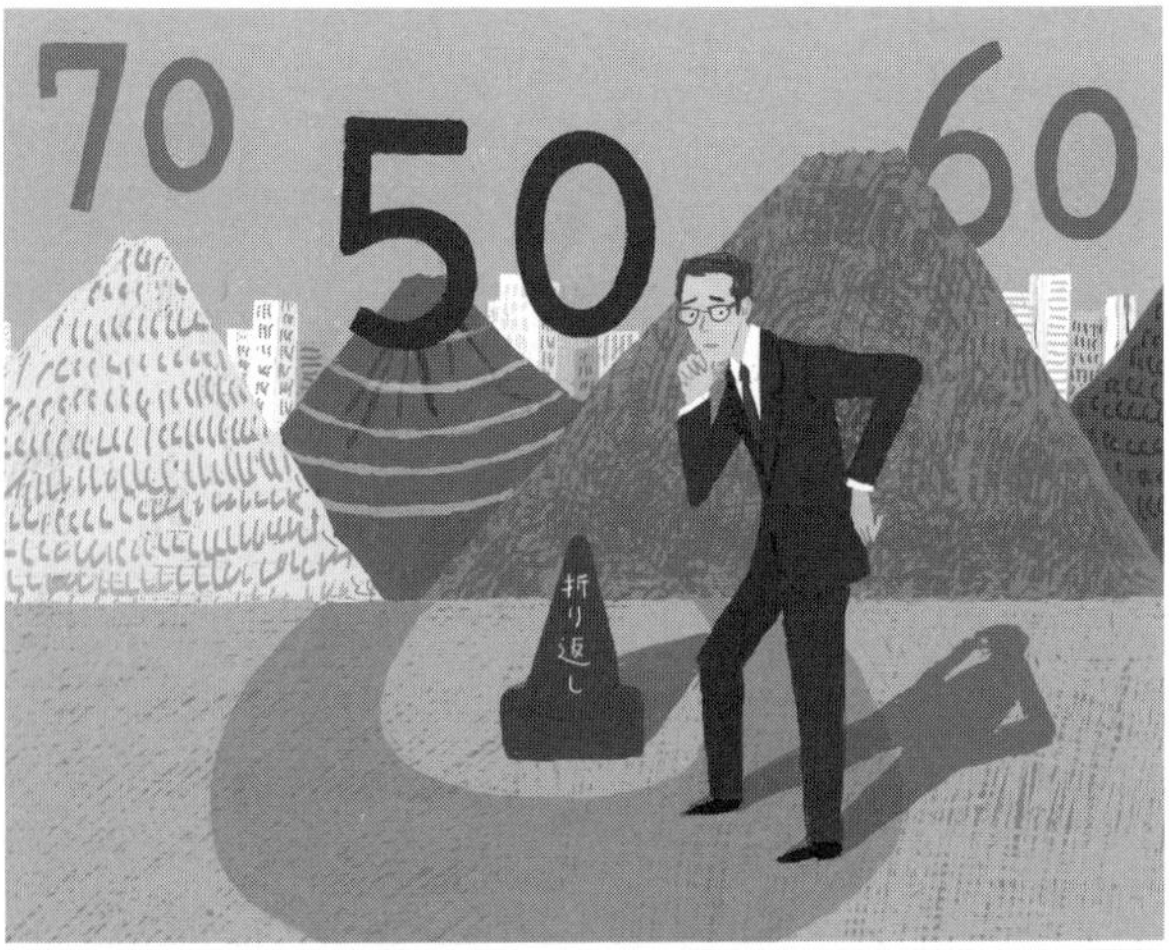
70
50
60
折り返し

第1章

気がつけば、心が疲れやすくなっている!?

1

年を重ねると誰もが直面する3つの「心の変化」

まだまだ若い。自分は最前線にいる。そう思いたい気持ちもあるけれど、少しずつ忍び寄る心と体の変化にとまどう……。人生の後半が見えてきたら、そうした心と体の変化に合わせて、日々の習慣をこれまでとは少しずつ変えていく必要があります。

体の変化については、おなかが出てきたり、シワが増えたり、病気をしたりするのでわかりやすい面があります。実際、体の健康について気をつけている人は多いでしょう。

しかし、「心の変化」についてはどうでしょうか。私は心理カウンセラーとして多くの方をカウンセリングしてきた経験から、個人差はあるものの、次のような3つの心の変化が次第に起きてくると感じています。

①地頭《じあたま》の低下

物忘れが多くなり、仕事にかかる時間が長くなり、平行して行う作業が苦手になる。見直したつもりでも見落としてミスをしてしまうことが増える。また、新たな発想やアイデアが生まれにくくなる。

②チャレンジ意欲の低下

新しい趣味を今から見つけようとしても、なかなか見つからない。「変化が怖い」という気持ちがあるせいか、テレワークのためのビデオ会議などの新たなシステムをおっくうに感じてしまう。楽しそうなイベントの誘いがあっても、その後の疲れが気にかかって断ることが増えてくる。

③ストレス耐性の低下

年を重ねるにつれ、経験も増え、トラブルに対処する力も高くなってくるが、その一方で、「ストレスへの耐性」は落ちていく。特に、人間関係にストレスを感じやすくなり、イライラしがちになったり、怒りを抑えるのが苦手になる。

こうした心の変化に気づかないまま、今まで通りのペースで仕事をし、予定を詰め込んでいると、心が疲れてイライラしたり落ち込んだりすることが増えていきます。まだまだ自分は若いという気持ちがある人ほど、心の変化と向き合わなければなりません。

2

「万能感」を手放すことで人生後半の消耗を避ける

日本人の寿命は、一昔前よりも格段に延びました。それだけでなく、見た目も10歳ぐらい若返っているのではないでしょうか。

『サザエさん』に登場する磯野波平の年齢は、なんと54歳です。新聞連載が始まった昭和20年代の54歳と、今の54歳は、イメージが大きくかけ離れていると言えます。

私は現在63歳ですが、振り返れば私たちの世代は、テクノロジーの進化とともにありました。パソコンやスマートフォンが登場し、「自分ができること」が右肩上がりに拡大していく実感を抱きながらここまで来ました。

そして、これがある種の「万能感」を生んでいるのではないかという気がするのです。

1つ上の世代であれば、パソコンなどのデジタル機器を使いこなせないまま現役を退いた人も多かったかもしれません。しかし、今60歳前後の人たちは、パソコンやスマートフォンに苦手意識を持つ人はあまりいません。50歳前後の世代ならなおさらでしょう。

昔の50代や60代に比べて見た目にもずっと若く、ＩＴも使いこなせる。だから、まだまだ現役でやっていける……。

こうした、ある種の万能感を持ち続けることで、年を重ねるとともに起こる地頭やチャレンジ意欲の低下という「心の変化」を見過ごしてしまう恐れがあります。

パソコンやスマートフォンを使いこなすことだけでは、地頭が低下することによる仕事上のミスを防ぐことはできません。心が疲れやすくなることでイライラしがちになれば、人間関係のトラブルも増えてくることでしょう。

とはいえ、50歳を過ぎたばかりだと、日常における仕事の比重は高く、目の前のことに必死で、子どもの教育費もかかったり、親の介護もあったりして、なかなか自分のことを振り返る余裕はないかもしれません。

しかし、人生を100年とすると、50歳を過ぎれば「後半戦」に突入したことになります。「まあ、まだ若いし、なんとかなるだろう」と楽観視しているだけでは、心身の変化に対処できません。そしてやがて訪れる「定年退職」という環境の大きな変化と、それによる大きな「喪失感」に打ちのめされてしまうかもしれません。

どこかで、自分の考え方と習慣を変える「ギアチェンジ」が必要なのです。

間違えた万能感を手放さなければ、ギアチェンジはうまくいきません。若い頃と同じようなつもりでいると、思わぬところでエンストしてしまうかもしれません。

人生の折り返しには「退却作戦」が必要になる

人生の折り返し地点を過ぎた頃から、日々の暮らしや仕事における悩みの性質が変わってきます。

「定年後」という言葉がリアリティを帯びてくるのもこの頃で、老後に関して漠然とした不安を抱えるようになります。その一方で、「自分はまだまだ現役。年齢なんてただの数字さ」と楽観的に突っ走ろうとする人もいます。

もちろん、物事に楽観的になることは、悪いことではありません。前向きな気持ちがなければ、日常生活において幸せを感じられないでしょう。しかし、ただ楽観的になるだけでは、人生の後半における心身の変化に対処していくことは難しいと私は考えています。

なぜなら、人生の後半に必要なのは、「退却作戦」だからです。自覚があろうとなかろうと、退却作戦においては今まで通りの生き方や価値観では、やっていけないのです。

ここで、退却作戦という言葉の意味について説明させてください。私は20年間にわたり、陸上自衛隊という組織で隊員たちの心のケアに関わってきました。災害現場や紛争地への派遣、自殺や事故などの場面におけるメンタルケアに携わるとともに、心を落ち着かせるためのプログラム作りを行ってきました。

さまざまな場面において、「戦線の縮小」というのは普通にあることです。このとき、いかに戦線を縮小するか、つまり、退却作戦をうまく進めるかについては、指揮官の腕の見せどころだと言えます。

戦線の拡大は、勢いがあれば遂行できる。一方で、退却するときには、ある程度粘りながら、すでに疲れている兵士の士気を落とさず、かつ装備もなるべく失わず、撤退することが重要です。大変難しく、高度な指揮が必要になります。

人生の折り返し地点を過ぎたら、私たちは、退却作戦で自分自身をコントロールする指揮官となるべきなのです。冷静に「この先、自分の進む道筋はどうなっていくのか」と全体像をつかみながら、状況の変化に合わせて進める必要があります。

自分が大きな病気をしたり、定年退職によって環境がガラリと変わったり、親など身近な人が亡くなったりすることもあるでしょう。そんなときに、メンタルの急激な落ち込みを経験する可能性があります。

心が疲れやすくなっているときにメンタルの急激な落ち込みがあると、うつへとつながる恐れがあります。それを食い止めるのが、退却作戦の目的なのです。

4

最悪を想定し、メンタル面でも将来の準備を進める

繰り返しになりますが、人生の後半には「退却作戦」が必要です。
もし、自分で退却作戦を立てるのであれば、どうすればいいでしょうか。
自衛隊で楽観が許されない作戦を立てるときには、次のようなコツがあります。

・まず、最悪のケースを想定し、最低限達成すべき目標を決める
・その後、今、できることを考える

「最悪のケース」は、誰しも考えたくないものですが、ここから目を背けると作戦がブレてしまいます。

例えば、日本の国民年金は、人口減少という構造を見れば、将来的に難しくなってくることはわかります。ですから、リタイア後は確実に生活のレベルを落としていくことになる、と自覚する必要があります。

最悪を想定することで不安にあおられすぎるのもよくありませんが、見るべき現実はきちんと見なければなりません。「なんとかなるだろう」と油断していたら、「全然なんとかならなかった」となる可能性もあります。

また、老後について、経済的なことに対しては準備をしている人は多いかもしれません。しかし、いくら貯蓄があっても「自分は不幸だ」と思って生きているお年寄りはたくさんいます。お金だけでは、人生は決して豊かにはなりません。

何のイメージも持たずに日々を重ね、なんとなく生きていると、あるとき「自分はいつのまにかこんなに年老いて、不幸になってしまった」という被害者意識が大きくなることがあります。

それは、自分の人生において「自分で選んだ選択肢だ」という納得感がないからです。運命に翻弄されているような気持ちになり、不幸なことばかりが目につくのです。

毎日ため息ばかり、愚痴ばかり、という人生だと虚しいでしょう。

私は、退却作戦のメンタル面における「最悪のケース」というのは、この被害者意識に飲み込まれてしまった状態ではないかと思います。

そして、最悪のケースを予防するために「できること」とは、自分の凝り固まった価値観をほぐすことと、うつを予防してメンタルを落ち着かせることなのです。

5

「生涯現役」のつもりでも60歳前後でメンタルが落ち込む

「定年後うつ」という言葉があります。

仕事一筋だった人が定年退職を迎え、急にやることがなくなり、自宅に引きこもって暮らすうちに、うつ病になってしまうというものです。

趣味もなく、人間関係のほとんどが仕事に関連したものだったので、会社で働かなくなると社会とのつながりが失われてしまい、その結果、誰とも話さなくなって、気分が落ち込みがちになり、精神的に不安定になる……。

最近は、定年後の再雇用や早期退職による転進支援制度などがあり、「60歳を過ぎたら一様に退職する」ということはなくなりました。それでもやはり、60歳前後でメンタルの落ち込みを経験する人は少なくないと感じています。

なぜなら、定年後の再雇用や早期退職による転進支援制度を利用した結果、仕事をする環境が大きく変わり、それに加齢からくる心身の変化が重なって、これまでにない大きなストレスにさらされがちだからです。

私が所属していた自衛隊という組織は定年が早く、平均で55歳という「若年定年制」を採用しています。そのため、次の働き口を探す再就職斡旋プログラムというありがたいシステムがあり、ほとんどの人が活用しています。

私自身は利用しなかったのですが、その制度で再就職した多くの人たちからも、新しい職場で大きなストレスに直面した、と話を聞いています。

自衛隊は、独特の文化を持った組織です。そこを出て再就職した先で、「これまでのやり方が通じない」という状況に陥ると、大きなストレスが生じるのです。中には、まるで自分自身の存在が否定されたように感じた人もいるようです。

これは自衛隊に限ったことではありません。どんな組織で働いていても、同じことが起こりうると思います。

定年後の再雇用で、同じ会社の同じ部署で働くことになっても、やはりストレスはあります。給料をはじめ、自分の役割や権限、仕事の内容などが、大きく変わるからです。

この先の人生１００年時代では、できるだけ長く働くことが当たり前になると考えられています。しかし、60歳前後で働く環境が大きく変わり、メンタルに不調をきたす人が増えることは知っておくべきでしょう。

6

「自分で決めなければならない」ことがストレスになる

自衛隊は、いざというときには災害の現場などに派遣されることもあり、ストレスの多い職場です。ですから、そこで働く隊員たちはメンタルが強い人たちばかりだと思うかもしれません。

しかし、そんな隊員も、新しい職場に再就職すると、環境の変化によって心身の調子を崩してしまうことがあります。つまり、自衛隊はメンタルが強い人ばかりかというと、そんなことはないのです。

実は、自衛隊はある意味でストレスの少ない職場です。なぜならすべてが「決められている」から。

服装が決まっているから、今日は何を着ていこうかと悩まなくて済みます。日課も、仕事の内容もすべて決められていて、階級別に職務の範囲も細かく定められています。決定権を持っている人が誰なのかが明確で、従いさえすれば責任はすべてその人にとってもらえます。

つまり、自分で決めなくていいという点から見れば、ある意味で「楽」なのです。一般の企業に所属している人も、多かれ少なかれ「会社に縛られて嫌だな」と思っているかもしれません。しかし、退職後はまさに「自分で何から何まで決める」生活が始まります。

時間や行動の管理、お金の管理、健康管理、新たな人間関係作り……。1つひとつを自己決定するという環境に変わるのです。

何もかも自分で決めなければならない状況になって初めて、組織に縛られていたことによって得られるメリットもあった、と気づく人も多いでしょう。

若い頃だったら、環境の変化に適応するのは難しくないかもしれません。しかし、年齢を重ねて60歳前後にもなると、「自分で何から何まで決める」環境へ急に切り替わることは、想像以上の大きなストレスをもたらします。

最近は、40代や50代のうちに所属していた組織から独立してフリーランスになる人も増えています。

体力があるうちは環境の変化からくるストレスを乗り切れるかもしれませんが、年を重ねている場合ほど注意しなければなりません。

7

「楽になる変化」であっても心身はストレスを感じる

環境の変化からくるストレスを予防するには、事前の準備が重要になります。

組織を辞めたとたんに、何もかも自分で決めなければならないストレスにさらされます。事前にそれが想定できるならば、組織を離れる前から準備をしておけば、変化の幅を小さくでき、ストレスも減らせるはずです。

自衛隊は定年が早く、平均で55歳。もし55歳で退職したら、年金をもらえるまでに10年くらいの空白期間があります。そこで私は、退職よりもずっと前から準備をしようとプランを考えました。

私は心理教官として隊員の心のケアに携わってきました。そのため、退職後を見すえて50歳のときに、「本当に実力のあるカウンセラーを育てる活動」を行うために、現在理事長を務めているNPO法人「メンタルレスキュー協会」を立ち上げました。

ずいぶん早くから準備していたのだなと思われるかもしれませんが、自衛隊では「作戦は長期を見すえて立てる」と教わるので、これくらいの準備期間が必要だろうと考えたのです。

それにもかかわらず、私は定年退職後に体調不良に見舞われます。

私は57歳で退職しましたが、その前から心理カウンセリングの仕事や、講演、執筆を行っていました。退職後もそれらの仕事を続け、我ながら万全の準備をしたつもりでした。ところが、退職から数カ月たったときに、なぜか突然、声が出なくなってしまったのです。

講演中に、声帯がつぶれたように声が出せなくなり、無理に話そうとすると咳が止まらなくなりました。ほかの不調は全くなく、市販ののど薬でしのいでいました。講演の予定は詰まっていて、終わるたびにヘトヘトです。この不調は思ったより長く、半年間続きました。

今思えば、それは自覚のないストレスが原因だったのでしょう。自衛隊に所属しながら講演や執筆活動をしていたとき、私は組織からの制約を感じていました。退職し、その制約から解放されて自由になったわけですが、生活リズムが大きく変わりました。

長年、朝6時に自宅を出て職場に行くという規則正しい生活を送っていました。それがなくなり、朝はゆっくりできます。しかしそれは、「全力で走っている」状態から「ゆっくりペース」にスピードを落とすという、変化のストレスだったのです。

一見楽になる方向の変化であっても、心身には負荷がかかるというわけです。

8

定年後に「何もしない」のは、かなり危険

定年退職の10年前から準備するというのは、珍しいと思うかもしれません。確かに、自衛隊の人は誰もがそうしているわけではありません。私は組織の中では「アウトロー」で、要するに出世競争からは降りていたので、そういったことが可能だったのです。

ですから、もし「自分は出世競争からは外れて、あまりパッとしないな」と思っている方がいたら、それは大いなるチャンスなのだと私は言いたいのです。なぜなら、出世競争から外れた人のほうが、幸いなことに目先の仕事に振り回されずに、長期展望でわが身を振り返る余裕があるからです。

しかも、安定した生活を続けながら、着々と次への心身の準備を始められるというメリットを手にしていると言えます。

一方で、定年退職後はのんびり過ごしたいと考えている方もいるでしょう。これまで一生懸命働いてきたのだから、これからはあくせく仕事をするのではなく、経済的な事情が許せば、好きな家庭菜園でもしながら穏やかな生活を送りたい……。

実はこの「何もせず、のんびりしたい」というのは、かなり危険なのではないかと私は考えています。というのも、価値観が変わらないからです。年を重ねると心身に変化もあるし、社会情勢や周囲の環境もどんどん変わっていきます。そんな中で価値観が変わらないでいると、思わぬタイミングで「障害物」にぶつかってしまうことがあるのです。

これは「ヘリコプターの操縦」に似ています。ヘリコプターでは、空中で静止し安定した位置を保つ「ホバリング」が非常に難しい。風向きは常に変化しますし、山の斜面や木々などの障害物から距離を保つのも、かなりの訓練が必要です。

「何もしないことは、安全ではない」と私が実感したのが、パイロットにメンタル面の助言をするために、ヘリコプターのシミュレーターを体験をしたときでした。

計器の説明を一通り受け、操縦を始めてみましたが、途中でやり方がわからなくなり、私はいったん操作をやめました。車の運転だって、やり方がわからなくなったら、とりあえず余計な動作を控えますよね。しかし、ヘリコプターは5秒後には山にぶつかり、墜落しました。いつのまにか山のほうがぶつかってきた、という感覚です。

シミュレーターによる仮想体験とはいえ、けっこうショックでした。そして今、定年後に「何もしない」のは、まさにヘリコプターの操縦と同じで危険がある、と思うのです。

9

「凝り固まった価値観」が変化への対応を拒む

50歳を過ぎたあたりからやってくる心身の変化や、60歳前後で訪れる環境の変化にともなったメンタルの落ち込みに備え、対処していくためには、日々の習慣を少しずつ変えていく必要があります。

年齢を重ねるとメンタル不調に陥る危険が増えるからこそ、その原因となりうる「体の疲れ」に敏感になり、ケアしていかなければなりません。また、ストレス耐性が落ちてくるので、イライラすることが増えてきたなと思ったら、人間関係のあり方を見直し、怒りや不安をあまり生じさせないような生活を送る必要があります。

つまり、心身や環境の変化に対応するために、日々の習慣をうまく変えていけばいいのです。

ところが、「さまざまな変化に合わせて自分を変える」ということが、なかなか難しい場合もあります。

いわば、「凝り固まった価値観」が、方向転換を阻むわけです。50歳を過ぎた頃から、人は、凝り固まった価値観のせいで、「変化に適応する」ことが大変になってきます。

「これまで自分は組織の中でも、みんなと仲良くやってこられた。だから、新たな環境に身を置くことになっても、やっていけるだろう」と考える人は多いのですが、実際に再就職などで環境が変わると、なかなかそうはうまくいかないのです。

一言で言うなら、「人とはこういうものである、こうあるべきである」という、長年にわたって培ってきた価値観が、変化への適応を拒むのです。

同じ組織で長く働いていると、「誰がどのように仕事をするか」という不文律が体にしみついてしまいます。

例えば、自衛隊は規律正しい組織で真面目な人が多く、真面目ゆえに「与えられた内容以上の仕事をする」人が多いのが特徴です。もちろん、そういった姿勢は再就職先でも評価を受けますが、その一方で、「なんでそんなことまでするんですか？　私たちまで、それをやらなくてはいけなくなるじゃないですか」と再就職先で反発を受けてしまうことがあります。

よかれと思ってやっていたことが空回りし、それまでの自分を否定されたように感じて大きなショックを受けます。ここで従来の価値観を見直し、新しい環境にするりと適応できればいいのですが、それがうまくいかない人も少なくないのです。

10

「やらされている感」を引きずるとメンタルが落ち込む

知らないうちにカチカチに固まっている価値観は、どのようにでき上がるのでしょうか。そして、そんな固まった価値観を解きほぐすことはできるのでしょうか。

自衛隊は、あらゆることが規則で決められています。服装から職務範囲、上下関係まで決まっているので、窮屈に感じる半面、自分が決めなくていいというメリットもあります。

そして、自衛隊に限らず、一般の企業でも多かれ少なかれ「組織に縛られる」側面があるでしょう。そこに、カチカチに固まった価値観ができ上がるヒントがあるように思います。

というのも、組織の規則の中で働いていると、「やらされている感」が次第に育っていきます。何か物事を行うときに「こういう指示を受けたから」という発想でこなすのが、「やらされている感」です。

私のカウンセリング経験から言うと、定年退職後に虚しさにとらわれてメンタルの落ち込みを経験する人は、どうも「与えられた仕事をきちんとこなしていく立場」だった人に多いように感じるのです。

あまり自己裁量権がなく、仕事を与えられることに慣れていた人が、新たな環境に移ると、それまでとのギャップを大きく感じ、心身への負荷が高まりやすいのかもしれません。逆に、役職に関わらず、自分で仕事の内容を決めていく立場にあった人のほうが、環境の変化に柔軟に対処できているような印象があります。

「やらされている感」のメンタリティを引きずったままリタイアし、新たな環境に身を投じた人は、無意識のうちに「周囲が何か指示してくれるもの、準備してくれるもの」と期待します。

本来であれば、やりたいことがあれば自分で準備をし、行動し、責任をとらなければならないのに、それをせずにただ待っているだけ。

しかし、誰かが指示してくれたり準備してくれたりするのを待っているだけでは、現実の物事は動きません。

「指示待ち体質」の人は、自分が所属する新たなコミュニティや、家族への期待を一方的に高めがち。その結果、期待通りにいかないギャップに直面すると、「本当はやりたいことがいっぱいあるのに、やらせてもらえない」と被害者意識を抱くようになってしまうのです。

11

「不平不満症候群」は価値観を変えられない人に多い

仕事をリタイアしたあとに、本当はやりたいことがあるのにやらせてもらえない、と被害者意識を抱くタイプの人を、私は「不平不満症候群」と呼んでいます。

何か物事を始めるには、自分から能動的に取り組み、行動しなければならないのに、受け身の姿勢のまま、思い通りにいかないのを自分以外のせいにしてしまうのです。しかも、勝手に不満を募らせ、その怒りを自分以外のほかのものにぶつけようとします。

こうした不平不満症候群になってしまうと、毎日自分の心が疲れてしまうだけでなく、周囲から孤立し、それがストレスとなって、うつ病や認知症のリスクを高めてしまう恐れもあります。

不平不満症候群が生まれる背景には、言うまでもなく、凝り固まった価値観があります。長年にわたってカチカチに固まってきた価値観を解きほぐすことができなければ、誰もが不平不満症候群になる可能性があると言えるでしょう。

なぜ年齢を重ねると価値観が固まってなかなか変化できないのでしょうか。私は、「若い頃と歳をとってからでは、手にしている道具が違うからです」と説明しています。少し物騒ですが、以下のようにたとえてみましょう。

20代は「ピストル」

銃身は短く、射程距離も30メートル程度と短い。ちょっとしたことで照準がずれやすいが、標的が変わったときの対応は早い。

50代以降は「ライフル」

銃身は長く、射程距離は200～300メートル程度と長い。遠くの標的にも命中させられるが、近くで動く標的には対応しにくい。

若い頃は、環境の変化に対応するフットワークの軽さがあり、それは経験の量が少なくて、引きずるような過去がないからとも言えます。一方、50代以降になると、経験の蓄積があるぶん、価値観が凝り固まり、変化への対応力が弱くなるのです。

自分はこのやり方でやってきた、という経験は自信にもなりますが、それを手放して環境の変化に対応するのは、簡単なことではないのかもしれません。

12

仕事一筋だった人には価値観を変えるきっかけが必要

日常のほとんどを仕事で満たしてきた人は、定年後に注意する必要があります。

物事の「効率」や「意義」を中心に価値観を固めてきた人は、定年後に何かをしていても、「これって何の意味があるんだろう」と大きな虚無感を覚えることがあるからです。

本当は生産性などなくても、趣味や人との付き合いの中で幸せを感じていけばいいのに、どうしても「やりがい」とか「競争」とか「達成感」がないと、無駄な時間を過ごしているかのように感じられてしまうのです。

夜もやるべきことがないからと早く寝床に入り、夜中に目が覚めて眠れなくなったりします。冷静に考えれば睡眠時間は足りているのに、夜中に目が覚めたことで「眠れなくなってしまった。不眠症ではないか」と悩みを深める人がいます。

また、仕事で培ってきたプライドを手放せないために、新たなコミュニティに入っていけず、人付き合いが難しくなる人も多いでしょう。70代になっても過去の栄光にしがみつき、「自分は現役時代にこんなことをやっていたんだ」と昔語りをするような人は、周囲から煙たがられるようになり、孤独になっていきます。

最近は、「自分には仕事だけでなく、ネットでの付き合いがある」と思う人もいるでしょう。しかしネットは、どうしても同じ価値観を共有する場になりがち。意見の合わない人とはつながりを持たなくてよいわけですから、自分の価値観を変えるきっかけはなりにくいのです。

このように、仕事一筋だった人ほど、定年後に凝り固まった価値観に苦しめられることになります。こういった話をすると、「親世代は、価値感を変えなくてものんびりと老後を送っているような印象があるのに、なぜ自分は価値観を変えなければならないのか」と思う人もいるかもしれません。しかし、親世代とこれからくる時代とでは、事情が大きく変わります。

かつては、「ご隠居さん」という言葉が示すように、好きなことをしてのんびりと過ごし、孫をかわいがり、大家族の中でサポートを受ける、という老後の姿がありました。しかし今は、社会構造が大きく変わり、日本は世界に先駆けて超高齢社会に突入しています。

家族のサポートを受けることができるという予測は甘く、少子化によって2050年には「1・2人の若者が1人の高齢者を支える肩車型社会」が訪れるという試算もあります。そんな時代に不平不満症候群になってしまうのは、リスクが高いと言えるでしょう。

13

カチカチに固まった価値観をほぐすためにできること

不平不満症候群にならないために、長い時間をかけて凝り固まってしまった自分の価値観を解きほぐすには、どうしたらいいでしょうか。

多かれ少なかれ、年齢を重ねると価値観はカチカチに固まっていくもの。ですから、50歳を過ぎたら、折に触れて自分のアタマの硬さをチェックし、少し凝り固まっているなと感じたら、ほぐしてみればいいのです。

例えば、仕事では「やらされている感」を揺さぶってみましょう。職場でいつも受け身でいると、「なんでこんなことをやらされなくてはいけないの?」と思いがちですよね。そう思えば思うほど、あなたの中の「不平不満」の声が大きくなっていきます。

そこで、試しに退屈な会議のときに、「自分が今日ここにいる理由」を意識してみてはどうでしょう。「さあ、何か会議を活性化させる意見を言ってみよう」と思うだけで、被害者意識のようなものが薄れて、前向きな気持ちになれるかもしれません。

人間観察をするのも面白いですよ。がんばっている若手に注目して、「来年はもっと成長するだろうな」と考えてみたり、檄《げき》を飛ばしている管理職の人を見て「今日は頭に血が上っているようだから、このタイミングで正論をぶつけても、まあ通じないんだよな」と観察したりするのはどうでしょう。

身近な家族を相手に、少し引いた視点で観察してもいいでしょう。新たな発見が意外とあり、驚くものです。

価値観が完全に凝り固まらず、まだ柔らかさを残しているうちに、解きほぐしていくことが効果的です。

そして、定年退職とは、当たり前に設定されていた「日々の目標」を、いったん喪失することでもあります。

だからこそ、定年後には、「今日の目標はこれ」「次の目標はこれ」「それを達成したらこれ」と、小さな目標を自らの手で作り続けることが大切です。そうすることで、定年の喪失感を乗り越えていくことができます。

小さな目標を自らの手で作り続けることとは、「会議のときに自分がいる理由を意識する」ことや、「人間観察をする」ことに似ています。つまり、受け身にならず、小さなことでいいので目標を自分で決め、それに取り組んで達成していくということが、価値観を解きほぐすきっかけになるのです。

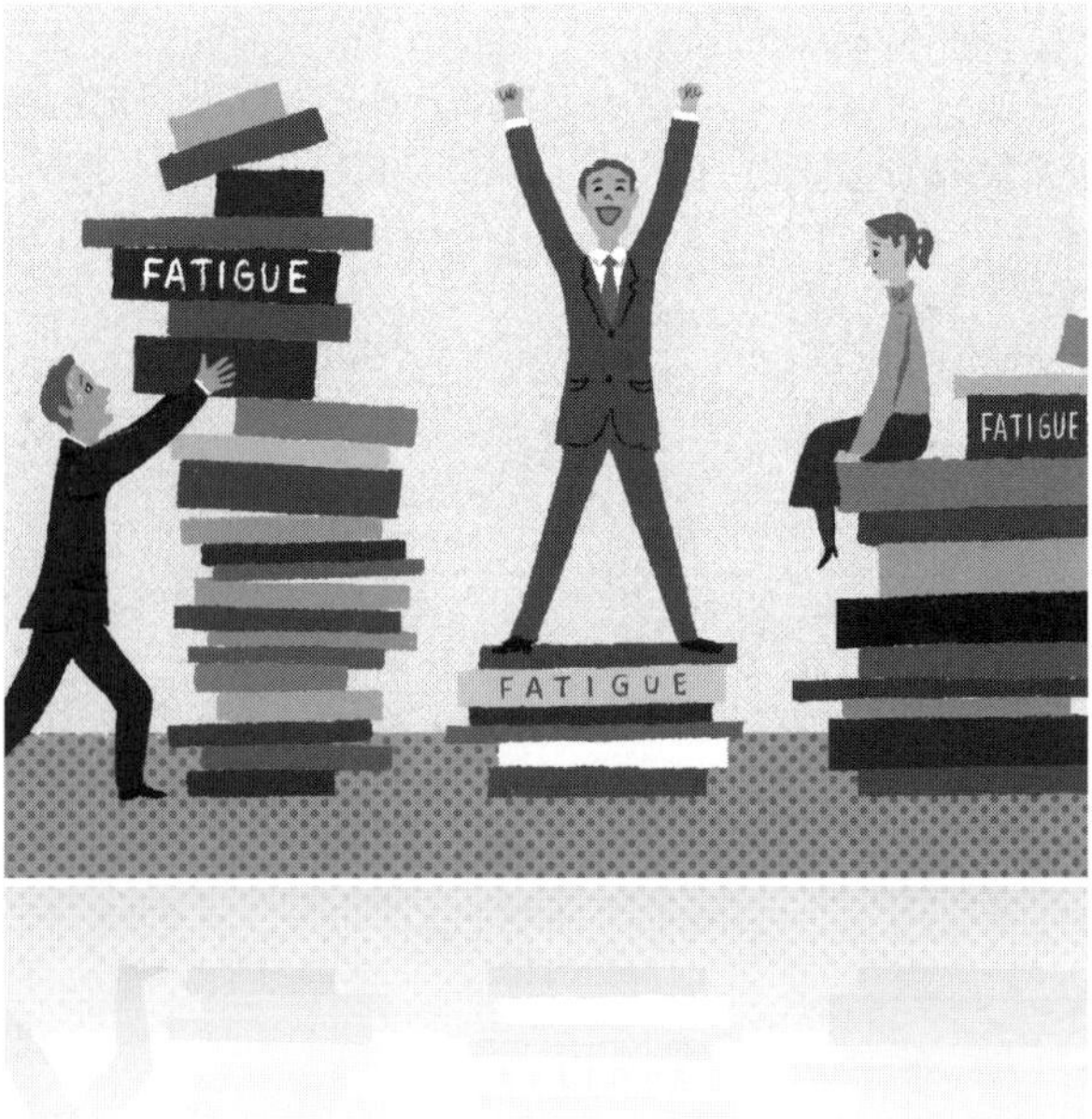
FATIGUE
FATIGUE

第2章

「心の疲れ」をケアするには「体の疲れ」から先手を打つ

14

「心の疲れ」をためないために「体の疲れ」をケアする

長い人生の後半を充実したものにするために、新しい「趣味」や「気の合う友人」を見つけようと考える人は多いでしょう。

もし50歳を過ぎてから、自分が打ち込める趣味や心が通じる友人が見つかれば、それは「一生モノ」になる可能性もあります。

しかし、趣味や友人を探すことよりも、まず重要だと私が考えるのは、「心の疲れへのケア」です。

年齢を重ねると、誰しも心が疲れやすくなります。新しい趣味や友人を探すためには、慣れないことに挑戦し、初めての場所に行き、初対面の人と話をしなければなりません。するとますます、心に疲れが蓄積していってしまいます。

心の疲れがたまると、ちょっとしたことでイライラし、人と関わるのがおっくうになり、ふさぎ込んで自宅から出たくなくなるものです。そうなると、せっかく新しい趣味や友人と出会っても、長続きしないかもしれません。

そこで、「心の疲れ」をためないような習慣が必要になってくるのですが、そのためには何よりも「体の疲れ」をケアすることが大切なのです。

私は、自衛隊で、隊員の精神面をケアする心理教官という役割を与えられ、さまざまな場面で隊員のパフォーマンスを観察し、それを効果的にケアする方法を探ってきました。そこで気づいたのは、メンタルをケアする際に最優先で取り組まないといけないのが、体の疲労のケアだということです。

自衛隊の隊員は、地震や津波、豪雨といった自然災害の際に救援活動に派遣され、ときには海外の紛争周辺地域にも出動します。肉体的、精神的にストレスフルな場に直面することも多いと言えます。

現場ですみやかに状況を把握し、自らを客観的に分析し、任務を遂行するというのは、たとえ普段からトレーニングしている人間であっても、とても難しく、厳しい仕事です。鍛えられてきた隊員でも、活動を継続しているうちに、集中力がなくなり、ミスをし始め、協調性がなくなり、けんかを起こしやすくなるのです。

つまり、人間は体が疲れると体調を崩しやすくなるだけでなく、心も疲れやすくなり、性格も変わるということを、自衛隊での経験から学んだのです。

15

「もっとがんばりたい」と思うときほど冷静に休む

自衛隊のような組織では、徹底的に隊員の疲労を管理します。この場合「疲労」とは心と体の両方の疲れを含みます。

災害の現場では、隊員も人間ですから、困っている人をなるべく早く助けたい、行方不明の方を見つけたい、と思いながらがんばります。

しかし、がんばればがんばるほど、体には疲労が蓄積していきます。すると、ミスが発生したり、自分が二次災害に巻き込まれたりする可能性も出てきます。

もっとやりたい、もっとやらなければ……と隊員が思っているときこそ、指揮官はきちんと休息の時間を確保します。

後ろ髪を引かれる思いで中途半端な判断をし、活動時間が長くなってしまうと、心身の疲労は雪だるま式に増えていってしまいます。作戦が長期になればなるほど、予定通りに休むことが大切になるのです。

指揮官とは、「何が何でも任務を遂行させる」のが職務だと思う人もいるかもしれません。「会社の上司は、部下を長時間働かせてでも目標の売り上げを達成すれば評価される」と思っているのであれば、それは時代遅れです。

長期的な視野に立って、「今日はもうやらない」という判断を下すことも、疲労の管理という点では重要なのです。

50歳を過ぎたら、自分が自分の疲労を管理する指揮官となって、休みをきちんととることが大切になってきます。これは特に、「睡眠時間を削ってでも自分の仕事をこなそう」というスタンスで働いてきた真面目な人ほどそうでしょう。

与えられた仕事を締め切りまでに終わらせるために長時間働き、そのかいあって成果を上げることができ、周りの人から信頼され、さらに重要な仕事を任せられる……そうやって働いてきた人は、その価値観、少し大げさな言い方をすれば、その「生き方」を変えないと、人生の後半に大きな挫折を経験するかもしれません。

年齢を重ねると体力も落ちてきますし、疲れがたまると仕事のミスも増えます。すると、睡眠時間を少々削っただけでは、間に合わなくなってきます。それなのに無理に無理を重ねてしまうと、やがて心が悲鳴を上げ、うつ病へとつながる可能性もあります。

心がぽっきりと折れてしまう前に、勇気をもって心身を休める習慣を身につけることが大切なのです。

16

自分の疲労を客観的に把握するのは難しい

コロナ禍でリモートワークが普及した結果、通勤時間がなくなって、その分しっかりと睡眠がとれるようになり、健康的になったという人がいます。その一方で、出勤がないために仕事の区切りがつかず、気づかないうちに長時間労働をするようになり、オーバーワークで体調を崩してしまったという人もいます。

実は、「疲労」というのは、自分では正確に把握することが難しいものなのです。そのため、「疲れたらしっかり休みましょう」というあいまいなルールでは、オーバーワークになってしまうこともあります。

つまり、疲労感には、主観が入り込む余地があるということです。仕事が切羽詰まっていたり、やりがいを感じるプロジェクトだったり、モチベーションが高くて気合いが入っていたりすると、あまり疲れを覚えません。逆に、風邪気味だったり、プライベートでトラブルがあったり、寝不足だったりすると、すぐに疲れてしまうこともあります。

ですから、疲労を正しくマネジメントするための第一歩は、自分の「疲労感」をあてにせず、自分の「労働時間」を管理することです。

つまり、1日のうち何時間働くかを決め、それ以上はなるべく仕事をしないようにします。もちろん、睡眠時間も決めた分を確保し、それ以外の時間も余暇のために予定を詰め込みすぎることなく、余裕を持たせます。

こうすることで、オーバーワークになることを防げるのです。

また、自然災害の被災地では、オーバーワークになってしまう現地の方がたくさんいらっしゃいます。ガスや水道が止まり、安心して眠れる場所もないという状況の中で、行方不明者を探したり、後片付けなどを続けるからです。

仕事でも、災害復旧の現場でも、働き続ければ疲労はたまる一方です。そして疲れが蓄積すると、やる気が低下し、根気がなくなり、他人に嫌なことを言ったり、攻撃的になったりします。

さらに、そんな自分を「みんなができていることなのに、なぜ自分だけできないのだろう」「努力が足りないんじゃないか」などと責めるようになり、精神的に落ち込むようになります。

しかし、このように心が疲れてくる原因は、体の疲れがたまっているから。努力不足ではありません。休息こそが最良の対策なのです。

17

50歳を過ぎると1日で使える体力にバラツキが出てくる

人生も後半に入り、年齢を重ねていくと、体力は当然低下し、疲労がたまりやすくなってきます。

疲労感は主観に左右されやすいので、本当は疲れているのに「これまでの経験からすると、自分がこれぐらいで疲れるわけがない」などと勘違いをしてしまうこともあります。

体力がどんどん落ちていっているのに「まだまだ大丈夫」と思い込んでいると、ある日突然、破綻してしまうかもしれません。

疲労とは、1日で使える体力と、その日の活動量の差で生じると考えればいいでしょう。活動量のほうが多ければ、その日はしっかり休まなければ疲れが残ってしまいます。そんな日が続いていくと、どんどんと疲労が蓄積していき、次第に使える体力も落ちていきます。

50歳を過ぎたら、自分の疲労をできるだけ正確に把握したいものです。しかし、そこにはある種のままならなさがあります。

疲労はただでさえ感じにくいのに、やっかいなことに、歳をとると1日で使える体力が日によって変わってくるようになるのです。

歳をとると、同じことをしていても、次第に疲労が蓄積し、体力が減ってきます。しかし、「いつもと同じ仕事だから、やれるはず」と気合いを入れてやってみると、できてしまうのです。

ただしその翌日は、体力が大きく減ってしまうため、パフォーマンスも落ちます。翌日ではなく、翌々日、あるいは数日後になってようやく、答え合わせのようにどっと大きな疲れがやってくることもあります。

すると、前日は普通に活動できていたのに、今朝起きたら体が石のように重たくなって出社できなくなる、ということが理由もなく当たり前に起こります。

こうした調子の波は、心が疲れ、うつっぽくなってくると、極端になってきます。抑うつ状態の人の心身には、健康なときには想像できないような「振れ幅」があるのです。

ただ、こうした経験を通して、人は大切なことを学びます。それは「人間の体は、なかなか思い通りにはならない」「疲労に振り回されることがある」ということです。

だからこそ、まだ元気なうちに、十分な睡眠、こまめな休息、適切な気晴らしなどで、疲労をなんとかコントロールする習慣を身につけていきたいものです。

18

「思い通りに進まない」ことが当たり前になってくる

年齢を重ね、心が疲れやすくなり、思い通りにならなくなるのは自分の体力だけではありません。

さまざまな理由から、「何かやろうとしても簡単には進まない」ことが増えてきます。週末にやろうと決めていたことがあったのに、腰が痛くなり手を付けられなかったり、新たな部署に異動したら、専用のパソコンソフトを覚えるのに四苦八苦したり、急に親が倒れたり、大学生の子どもが「就職しない」と言い出したり、自分や配偶者に病気があることがわかったり……。

そんな想定外のことが起こることも、人生の後半においては「あるある」なのです。あるあるだからと言って、安心してはいられません。なぜなら、1つ1つのトラブルで受けるショックやダメージが、大きく感じられるようになるからです。

若い頃なら、挫折を経験しても、比較的早く立ち直ります。ところが、50歳を過ぎると、1つの挫折のダメージを、より大きく感じ、より引きずるようになります。

以前だったらなんとか乗り越えられたような挫折でも、それまで経験したことがないほど消耗します。精神的なダメージを引きずり、思うように体も動かなくなり、そんな自分に自信を失い、前向きな考えも浮かばなくなります。こうなると、抑うつ状態です。

これまでの自分のイメージとは違う「情けない、弱い自分」を否が応でも見つめなければなりません。それは苦しいことですが、新しい自分の発見ととらえてほしいのです。

このようなときには、自分1人で対処するのではなく、人の力を借りることを覚えていくことが重要です。

仕事を同じ部署の人に頼んだり、自分の弱音を身近な人に聞いてもらったり、うつっぽい症状を自覚できたら心療内科や心理カウンセラーを頼るのもいいでしょう。

逆に、自分に対して「ダメ出し」をして追い込んでしまうのは絶対にNG。「これぐらいで疲れるなんて情けない」「ほかの人はできているのに、なぜ自分はできないのか」といった思考にハマってしまうと、うつ症状がさらに悪化していく恐れがあります。

人生の後半は、どうしても疲れやすくなります。ですから、必然的に「できない自分」と向き合わざるをえなくなるのです。そんなときは、「まあ、思い通りにはいかないもんだ。休もう」と思えるようになれば、ゆとりを持った日々を送れるようになるでしょう。

19

「遅発性の疲労」は定年後の抑うつをも引き起こす

昔から、歳をとると、疲れが翌日ではなく、翌々日に出る、と言われていました。私も50歳を過ぎてから、まさにその通りだな、と実感しています。

年齢を重ねると、疲れやすくなるだけでなく、1日で返せる「疲労の借金」の返済量も減るため、疲労の完全な解消まで時間がかかるのです。

これを私は、「遅発性の疲労」と呼んでいます。

実は、若い人でも遅発性の疲労に襲われることがあります。

例えば、コロナ禍では、緊急事態宣言が解除されてみんなが少しほっとしたときに、どっと疲れが出たり、体調を崩してしまった、という人は少なくなかったでしょう。

緊張感が張り詰めているときには、アドレナリンが出ていて、不安や苦痛をあまり感じません。しかし、疲労や不調は背後に隠れていて、緊張感が緩んだ瞬間に、存在を主張してきます。

これは、「仕事で大きなプロジェクトが終わった瞬間に風邪を引いてしまう」という現象にも通じます。

遅発性の疲労がやっかいなのは、ただ疲労が抜けないだけでなく、頭痛などさまざまな体調不良や、漠然とした不安、気力の低下、自責の念などの心の症状をともなう場合があることです。

私は、定年後に抑うつ状態になってしまうのも、この遅発性の疲労が関わっている場合が多いと思っています。

ただ、こうした遅発性の疲労を過剰に恐れることはありません。無理をしなければ、少し時間はかかりますが、きちんと以前の状態に戻れます。

遅発性の疲労に対処するためには、「一定の期間は過剰な活動を控え、自分のペースを保つ必要がある」ということを忘れないようにしましょう。

このとき、安易に「毎日7時間は眠っているのだから、大丈夫なはずだ」「やる気が足りないだけだ」などと考えてはいけません。休むべきところなのに活動してしまったら、復活するまで数年かかることさえあります。

人間だって生き物です。疲れがたまったときは、解消までにかなりの時間がかかることがある、ということを知っておきましょう。

20

うつ傾向が深まりやすくなる「4つの条件」

コロナ禍では、先が見えない状態が長期にわたって続き、ストレスからうつっぽくなる人が増えてしまいました。

蓄積した疲労は、次の4つの条件がそろうと、単なる疲労でなく、うつに発展しやすくなります。コロナ禍では、この4つの条件がそろっていました。

うつ傾向が深まりやすくなる「4つの条件」

・不安感
・自責感
・無力感
・疲労感

最初に現れたのが「不安感」です。新型コロナの拡大は命に直結する事態なので、人はずっと感情を揺さぶられ続けてきました。感染が拡大し始めた当初は毎日の感染者数におびえ、明確な対処法もなく、マスクや消毒液が売り切れるなど、とにかく大きな不安がありました。

不安という感情はとにかく人を消耗させるので、疲れが蓄積しやすくなります。

続いて、自分が人を感染させてしまうかもしれない、あるいは、もっとつらい状況の人がいるのに楽しいことをするのはよくない、という「自責感」に襲われました。

さらに、「無力感」は、コロナへの万全の策がないこと、他者の行動を制約できないこと、自粛により孤立しても誰も助けてくれないこと、などで高まりました。

また「疲労感」は、コロナ禍が長引き、我慢を強いられることで積み重なっていきました。こうして、結果的に４つの条件がそろってしまったのです。

その一方で、人間には環境変化に適応する力があり、当初は強かった不安感も「慣れ」によってずいぶん和らぎました。

慣れることで不安は減りましたが、疲労感は、なかなか収束しません。疲労感は、環境に適応してもすぐには減らないものです。そのため、コロナ禍が落ち着きつつあっても、遅発性の疲労によるうつは増えていく傾向にあるです。

21

疲労にも段階があり、回復にかかる時間が変わってくる

遅発性の疲労から回復するためには、数週間、ときには数年かかることがあります。そう聞いて、「そんなに時間がかかるのか」と驚く人もいるかもしれません。

なぜ疲労の回復に時間がかかるのでしょうか。私は、疲労の蓄積には3つの段階があると考えています。

疲労の第1段階（通常の疲労）

不眠や食欲不振などの症状が出始める。休めば数日で回復する。

疲労の第2段階（回復にかかる時間が2倍）

体のだるさが続き、何かやろうとしてもおっくうに感じる。イライラしたり傷つきやすくなったりするものの、表面上はまだ平静を保ち、パフォーマンスも維持ができる。

疲労の第3段階（回復にかかる時間が3倍）

うつっぽくなり、性格が変わってくる。「仕事を辞めたい」「いなくなりたい」などと考えるようになり、過剰な自責感や不安感、無力感に襲われる。

通常の疲労であれば、眠れなくなったり食欲が湧かなくなったりすることもありますが、きちんと休めばそれほど時間もかからずに回復することができます。

しかし、その疲労にきちんと対処せず、持ち越してしまうと、第2段階に移行します。その状態で何かショックを受けるような出来事があると、その影響は通常よりも2倍の大きさになり、疲労感も2倍、回復にも2倍の時間がかかるようになります。

疲労の第2段階では、表面上は取り繕《つくろ》うことは可能ですが、そのまま疲れをためっぱなしにすると、第3段階に移行します。第3段階では、疲労が3倍になり、回復まで3倍の時間がかかります。日常の活動をしているだけで負担となり、第3段階の状態からなかなか回復できなくなってくるのです。

このように、疲労には段階があり、第2、第3段階では「拡大した疲労」に対して十分な「休養」をとらなければ、回復がかなり長引いてしまう場合があることを理解しておきましょう。

22

たいしたことないのにイライラするのは「疲労の第2段階」

疲労感には主観が入り込む余地があるので、気合いが入っているときにはあまり疲れを感じなかったりします。このため、気づかないうちに、回復に時間のかかる疲労の第2段階や第3段階へと移行してしまうことがあるのです。

コロナ禍では、外出制限やテレワークなど働き方の変化もありました。それに加えて、梅雨が長引いたり、大雨による水害があったり、一転して酷暑になったりもしました。こうした、外部の環境からのストレスが続くことでも、いつのまにか疲労の段階が進んでしまう場合があります。

健康な人であっても、過重労働、昼夜逆転、頻繁な長距離移動などが続くと、次第に疲労が蓄積していきます。そのような状態では、がんばって持ちこたえられても「3カ月から半年」です。3カ月から半年が過ぎると、ガクンとエネルギーが落ちます。自衛隊でも、ストレスのかかる海外勤務は3カ月から半年で終わらせるようにしているほどです。

気がつかないうちに疲労の第2段階や第3段階に移行していることがあるなら、どうやって注意すればいいでしょうか。

もし、「最近、たいしたことじゃないのにイライラしたり、すごくプライドが傷ついたりする」と感じたら、それはもはや疲労の第1段階ではない証拠だと言えるでしょう。

何かショックな出来事があると、第2段階では2倍の、第3段階では3倍の心理的衝撃を受けます。そして回復にも、それぞれ2倍、3倍の時間がかかります。つまり、疲労は人の感受性を変えるのです。

疲労によって感受性が変わり、疲れやすく、傷つきイライラしやすくなるだけでなく、ストレスの対処法にも変化が出てきます。趣味の楽しさより、それを行う負担感のほうが増え、好きだったことから遠ざかる人もいます。

そして、つらいからタバコ、酒、運動、買い物、ゲームなどのストレス解消法にしがみついたりする場合もあります。この場合、やればやるほど疲労を深めて、うつっぽさが悪化し、苦しくなるので、ストレスからまたそれをやる……という悪循環が生じやすくなるのです。

また、「コロナ太りしたから、やせよう」とランニングにハマったりすると、逆に疲労の第2段階や第3段階に進んでしまうことがあるので注意が必要です。

23

疲労の段階が進むと自責感が強まり人が怖くなる

私は、心理カウンセラーとして、カウンセリングを受けにきた方と日々接しています。そして、コロナ禍になってからというもの、回復に時間のかかる疲労の第2段階、第3段階に達している人が増えていると実感しています。

新型コロナウイルス感染症の拡大によって、身の周りに大きな変化があり、「なんだか疲れる、意欲が湧かない」という状態が続いてしまっているのです。

第1段階の人は、悩みがあっても、きちんと眠り、ストレスの原因となっている問題が解決すれば、復活できます。

ところが第2段階になると、仕事はとりあえずやってはいるものの、些細なことでイライラしたり、誰かに何かを頼まれても「いや、もう自分には無理」と思ったりしてしまいます。この状態では、将来のことにも不安が強くなり、理由もなく落ち込んだり、焦ったりしてしまいます。また、自責感が高まったり、人が怖くなったりしてきます。

コロナ禍では「感染するかも」あるいは「感染させてしまうかも」という警戒心が長く

続いたことで、人が怖いという気持ちを強く持った人もいます。そのため、感染が収束してきた段階になっても、対人恐怖症のような状態が続いてしまっている人も少なからずいるわけです。

特に感染者は、周囲に迷惑をかけたという自責を強く感じた方が少なくないようです。やる気を失っていたり、イライラしていたり、人が怖くなっている人がいたら、疲れがたまっている可能性が高いので、私は「まずは休みましょう」と声をかけることにしています。

そのとき思い出すのは、自分の母親です。

私は鹿児島出身なのですが、母親は戦後を生き抜いてきた世代なので、生身の人間がどういうものかを知っていたのだなぁと思います。

鹿児島弁では疲れることを「だれる」と言います。やる気を失っていたり、イライラしている人がいたら、母親はよく「だれちょっとよ、ちっとやすまんね（疲れてしまったんだから、ちょっと休みなさい）」と言っていました。

イライラや気分の落ち込みの原因が疲労である、というシンプルなことを、昔の人は知っていたわけです。

24

「疲労の借金を返す」という発想を持つ

疲労を回復させるためには、何よりも「休む」ことが重要です。しかし、真面目でがんばりすぎる傾向がある人ほど、この「休む」ことが苦手なようです。

疲労の段階が進んでしまうと、1日や2日休んだだけでは回復が難しくなってきます。特に今は経済が長く停滞していて、なかなか職場で「疲れたから休みます」と言いにくい状況にあります。まとまった休みが欲しいなどと言ったら、雇用が危なくなる人も少なくないかもしれません。

ですから、なるべく先手を打って、こまめに、効果的に休むことが大切です。休むことが苦手な人は、「疲労の借金」という考え方を使って、効果的な休息のとり方を実践するといいでしょう。

通常の疲労であれば、十分に睡眠をとることで回復できます。ですが、疲れても短い時間しか眠れなかったら、疲労は残ってしまいます。これが疲労の借金です。

忙しくなると、睡眠時間が短い日が続いてしまうかもしれません。そうなると、疲労の借金はたまる一方です。

疲労の借金がたまってきたら、せめて休日はしっかりと休んで、借金を返済する必要があります。

しかし、「気分転換をすれば疲れもとれるだろう」と思って、ディズニーランドに行ったり、バーベキューをして騒いだり、旅行に行って目いっぱい観光したりすると、エネルギーを消費してまた疲労の借金が増えてしまいます。こうしたアクティビティは、疲労の第1段階であれば楽しめますが、第2段階、第3段階では逆効果です。

では、疲労がたまっているときは、休日にただじっとしていればいいのかというと、そうではありません。休みの日に家でじっとしていても、ただぐるぐると自分の悩み事ばかり考えていたら、精神的に消耗してしまいます。

これを「不安思考」と言います。頭の中が不安思考になってしまったら、ずっと「こうしたらああなる」というシミュレーションを続けてしまい、かえって疲れるのです。

それでは、どのように休めば疲労の借金を返済できるのかというと、まず休日に眠れるだけ眠ることです。そして、食事もちゃんととった上で、余った時間で軽く気分転換になるような活動をやります。くれぐれも、激しいアクティビティは禁物です。

25

疲れがたまったら休日に「おうち入院」をする

「疲労」と一言で言っても、「体の疲れ」と「心の疲れ」があると思います。

そして、体の疲れはもちろん、心の疲れをとるのも、まずは睡眠が何よりも大切です。眠ることによって、脳の中では必要のない情報がお掃除され、覚えておくべきものとそうでないものが整理されるので、データが軽くなりスムーズに脳が活動できるようになると言われています。現実に多くの人とカウンセリングなどで接していても、疲労からの復活には睡眠が一番効果的だと実感しています。

できれば、3日ほど休みをとること。そうすれば、疲労の借金を効果的に返すことができるでしょう。難しければ、1日でもいいです。

とにかく眠れるだけ眠ることを意識してください。あとは食事も運動も気にしなくてけっこう。これを私は、「おうち入院」と呼んでいます。

おうち入院の一番のメリットは、昼に眠れること。疲労の第2段階になると不眠の症状が出て、夜に眠りにくくなります。翌日仕事だと、朝寝坊もできません。休みが3日間あると、真ん中の1日は、とことん睡眠をとり、だらだらと過ごせます。

病院ではなく、家でこれをやるので「おうち入院」というわけです。疲れがたまってきたら、休日に1日でもいいので睡眠重視の「おうち入院」を試してみてください。

しかし、忙しくてたった1日の休みを確保するのも難しいという人もいるでしょう。子育てをしている人は、「土日は休みだけど子どもの世話がある」場合もあります。

私自身、自衛隊に所属していたときは、土日にも講演や講義の仕事が入っていた時期があり、その頃は「おうち入院」は不可能でした。それでも、なんとか工夫して休まないといけないな、と思っていました。

そこで、月曜の午前に半休をとることにしました。月曜の午前は、それほど重要なタスクはありませんでした。すると、月曜の朝はしっかり朝寝坊して、通勤ラッシュの時間を外してゆったり出勤できるようになりました。それだけで、自分の心にゆとりができたのです。

人によって1週間の忙しさの波は異なると思うので、いろいろと試行錯誤しながら効果的な休み方を探してみてください。ちょっと仕事に空きができそうなときに、午後を半休にしてジムに行ってみたり、気持ちのいい公園でお昼寝したり、などとやってみてはどうでしょうか。

26

体を動かしたりゲームに没頭したり気分転換は人それぞれ

疲労が蓄積した状態で休日に激しいアクティビティに取り組むと、かえって疲れが増してしまうことがあります。一方で、何もせずに家でじっとしていると、不安思考に陥って、余計なことばかり心配して心が休まらないという場合もあるでしょう。

それでは、睡眠を十分にとったあとは、休日にどんな気分転換をやればいいのでしょうか。激しくてもダメ、じっとしていてもダメ。どのあたりが「ちょうどいい」のか、人によって線引きが難しいかもしれません。

疲労の借金があるときは、旅行などで遠出することはあまりお勧めしません。疲れがたまっているということは、睡眠時間が十分ではない日が続いている可能性があります。なるべく眠れるだけ眠ったほうがいいのですが、遠出するとそれだけの睡眠時間を確保できなくなるかもしれません。特に日帰りや1泊2日の旅行は、移動に時間がとられてゆっくり休めないことが多いので注意しましょう。

心が疲れているときは、何か心配事があり、それについて考え続けてしまうことがストレスになります。ですから、気分転換のためには、自分が「不安を感じないで済む」ようなことをやればいいのです。

心配事をすっかり忘れられるような気分転換である必要はありません。むしろそれは、エネルギーを使う激しいアクティビティかもしれず、かえって疲労が増してしまいます。不安を感じないで済むようなことというのは、心配事から「気をそらす」程度でいいのです。あまりエネルギーを使わないで、ある程度集中できて、しかもちょっと心がウキウキするようなことはないでしょうか。

私は、じっとしているよりも体を動かしたいタイプなので、暇があれば外に出てテニスの壁打ちをしたり、ゴルフの素振りをしたりしています。黙々と同じ動作を繰り返すだけですが、けっこう楽しいですね。

私がカウンセリングしたある方は、マンションのラウンジを予約して、1人で過ごしながら1週間の振り返りをして日記をつけるのがリフレッシュになると言っていました。またほかにも、ずっと短い動画を見ているとか、ブロック崩しのような簡単なスマホゲームをひたすらやっているという人もいます。

このように、何が気分転換になるかは人それぞれ。自分で試して、とっておきの方法を見つけてみましょう。

27

休むのが下手なのは、真面目で課題克服型思考の人

真面目でついがんばってしまいがちな人ほど休むのが下手、と言うと、多くの人が納得してくれるかもしれません。

責任感の強い人ほど、休日でも仕事のことが気になり、自主的に「サービス休日出勤」をしたり、あるいは家に持ち帰って仕事をしたりしてしまいます。

それだけではありません。真面目な人は、「休日にしっかり疲れをとるには、仕事以外の何か気分転換になることをやらなければならない」と聞いたら、今度は「よし、自分にぴったりの気分転換を探すぞ」と思いがちなのです。

真面目な人は、「課題克服型の思考」が強いという面があります。つまり、自分が取り組んでいる物事について、「何か課題はないか。それを克服するにはどうしたらいいか」と考えて、実際にやろうとするのです。

仕事をする上では、課題克服型の思考は強みになります。しかし、休日にもそんな考え方でいては、リフレッシュするどころかかえって疲れをためてしまいます。

例えば、スポーツクラブでは、ランニングマシンで黙々と走ったり、プールで黙々と泳いだりすると、気分転換になるものです。

一方で、課題克服型の思考の人は、理想の体になるために、とハードなトレーニングに挑戦したり、数値目標の達成に一喜一憂したり、インストラクターに指導されたことをダメ出しと受け取り落ち込んだりしがちです。

もちろん、元気なときならそれでもいいのですが、疲労の第2段階にあるときは、良い休日の過ごし方とはあまり言えないでしょう。

課題克服型の人の描く理想の休日は、「とても楽しかった」か「成長した、はかどった」のいずれかです。

しかし、疲労の第2段階にあるときは、楽しさも感じにくいし、成長も感じられない。加えて、ネガティブな思考が働くので、結局「せっかくの休日なのに、ちっとも楽しくなかった、有意義な時間を過ごせなかった」と後悔することが多くなるのです。

疲れを感じているときの休日は、楽しみや成長のためではなく、「充電のため」と目的をきちんと意識すべきです。「1日ぼーっと過ごした」と笑って言えるようになれば、休み上手になった証拠なのです。

28

理想の睡眠にこだわりすぎない、「ほどほど」で十分

心も体も疲れをしっかりとるには、睡眠が何よりも大切です。このことは、本書でも繰り返しお伝えしていきたいと思っています。

しかし、真面目で休み下手な人は、「なるほど、睡眠が大切なら、理想の睡眠を追求しよう」とばかりに、今度は睡眠にこだわってしまう傾向もあるようです。

年齢を重ねると、睡眠に問題が出てくる人は多いもの。夜なかなか寝つけなくなったり、夜中に途中で目が覚めてしまったり、朝すっきりと目が覚めず、起きてからも疲れが抜けていないような感覚があったり……。

こうした睡眠に関する悩みを「完全に解決しなければ」、と真面目に思っていたら、肩に力が入りすぎて、逆に眠れなくなってしまいます。

私は、最近、世の中が「睡眠」に関して騒ぎすぎていて、睡眠の理想が高くなってしまっているように感じています。

加齢とともに、睡眠に問題が出てくるのは当たり前のこと。多くの人がイメージしてい

る理想の睡眠なんて、実際にはとれないのが普通なのです。

私は昔から睡眠が下手で、夜も何回かトイレに起きてしまいますが、その代わりに、布団の中で過ごす時間を8時間以上とるようにしています。決して理想的な睡眠とは言えないけれど、疲れはとれていると思いますし、普通に仕事を続けられているので、「これくらいの睡眠でいいんじゃないの」と受け止めています。

そもそも睡眠は、血圧と同じように、そのときのコンディションで変わってくるものです。血圧は、走ったら高くなるし、安静にしたら下がります。睡眠もコンディションによって変動するので、眠れない夜があっても全然おかしくないんです。

人間は生き物ですから、「猛獣が近くにいる」ようなピンチを感じてしまったら、それだけで眠れなくなります。すぐに解決しなければいけない不安なことがあったり、昼間に何か興奮するようなことがあったりしたときにも、あまり眠れなくなるのが普通です。

睡眠にこだわりすぎると、眠りに気持ちが向きすぎてしまいますが、満足いくほどは眠れていなくても、最低限は眠れているものです。「朝すっきり目覚めた」とか「深く眠れた」といった感覚は、あれば素晴らしいでしょうが、なくても大したことではないのです。

1日の最後に、「今日は問題なく活動できたかな?」と振り返ってみて、問題がなければ、睡眠は足りていると思っていいでしょう。

29

お酒の力を借りて眠ろうとするのは絶対NG

理想の睡眠にこだわりすぎると、かえって睡眠の質が下がってしまいます。

ただし、睡眠にこだわりすぎなくていいとは言っても、注意したほうがいいこともあります。

その代表例が、お酒を飲んで眠ろうとすることです。

確かにお酒を飲んだ直後は眠くなるのですが、それで眠れたとしても、飲酒後4時間ぐらいたつと今度はアルコールによる覚醒作用が働き、目が覚めてそれから眠れなくなってしまうことがあるのです。結果として睡眠の質が下がり、疲れもとれません。

私はカウンセリングのときに、眠れないと訴える人には「寝る前にお酒を飲んでいませんか？　それをやめましょう」とお話しします。飲酒を控えるだけでもずいぶん眠りは改善されるようです。

また、「規則正しい睡眠習慣のためには、週末の寝だめはよくない」という話を聞いたことはないでしょうか。平日は仕事が忙しくて睡眠時間が短く、その分、週末にたくさん寝ているという日本人は多いと思います。

平日と休日で睡眠時間に大きな差があると、「社会的時差ぼけ」といって、海外旅行のときの時差ぼけのような症状が出ます。つまり、休日に遅くまで寝ていたせいで睡眠時間がずれてしまい、夜になっても眠くならなかったり、朝になったのになかなか目が覚めなくなったりするのです。

そのため、休日でも平日と同じような睡眠のリズムにすることが望ましいのですが、私はこれもそれほどこだわらなくてもいいと考えています。というのも、疲労の第2段階や第3段階にあるときは、実際に疲れがたまっているので、眠れるだけ眠ったほうがいいのです。疲れがたまっているときは、何よりも眠ることを優先しましょう。

餓死しそうな人に、栄養バランスを考えて食べなさいとは言いませんよね。食べられるものならなんでもいいので、まず食べたほうがいいわけです。

元気なときなら、睡眠のリズムを重視して、疲れをためないようにしてください。しかし、いったん疲れがたまったら、リズムよりも睡眠の「量」を重視します。

ただし、どうしても眠れないときや、昼間に猛烈な睡魔に襲われたり、ぼーっとして仕事でミスを連発してしまうなど、生活に問題が生じた場合は、医師に相談してください。睡眠導入剤を使うなどして、問題を解決していきましょう。

30

疲労は悩みを引きずり感情を爆発させやすくする

疲労があると、さまざまなトラブルが増えるだけでなく、それが人間関係にも影響するようになってきます。

例えば、誰かと小さなトラブルが起きて、それが解決したとしましょう。もしあなたが疲労の第1段階なら、解決したことで感情は収まり、人間関係の緊張もほぐれるはずです。しかし、もし疲労の第2段階にいたら、本当はそれほどたいしたことがないトラブルだったとしても、心の中でいつまでも引きずり、やがてそれが再び爆発して、もめ事をさらに大きくしてしまうこともあります。

つまり、疲労はその人の「悩みの引きずりやすさ」や「感情の爆発しやすさ」を底上げする性質を持っています。それにより、人間関係のトラブルが発展しやすくなるのです。

こんなときに、人間関係の「問題」を解決しようとして、自分や相手を変えることにこだわっても、余計にエネルギーを使うだけで、苦しさを大きくしてしまいます。

さらに、人生の後半で直面する問題は、「老い」や「大切な人を失った悲しみ」といった、自分ではどうしようもないものも多く、何かに対処しようとしたところで、一筋縄では解決できません。

このようなテーマに直面したときも、問題をすぐに解決しようとするのではなく、「今日はしっかり眠って疲労を回復すること」を優先したほうがいいのです。

ところが、真面目な人ほど、「休もうとしても、何か悪いことをしているようで休めない」という感覚があると思います。これは、「休まずにがんばったらほめられた」という、子どもの頃の価値観をずっと手放さないでいる証拠なのです

私たちは疲労の回復を後回しにして問題を解決する訓練を、子どもの頃から繰り返し受けてきました。

不安や焦りが消えず、自信がなくなり、人間関係に悩むようになったとき、本当は疲れをとる、つまり「何もしない」ことが必要なのに、私たちは逆に、「何らかの行動を起こしてこの状況を解決しなければ」と思います。すると、ますます疲れがたまってしまうのです。

がんばりすぎず、ときには休んでもいい、人に頼っていい、と思えるようになれば、休日をゆっくり過ごせるようになり、睡眠も改善されていくでしょう。

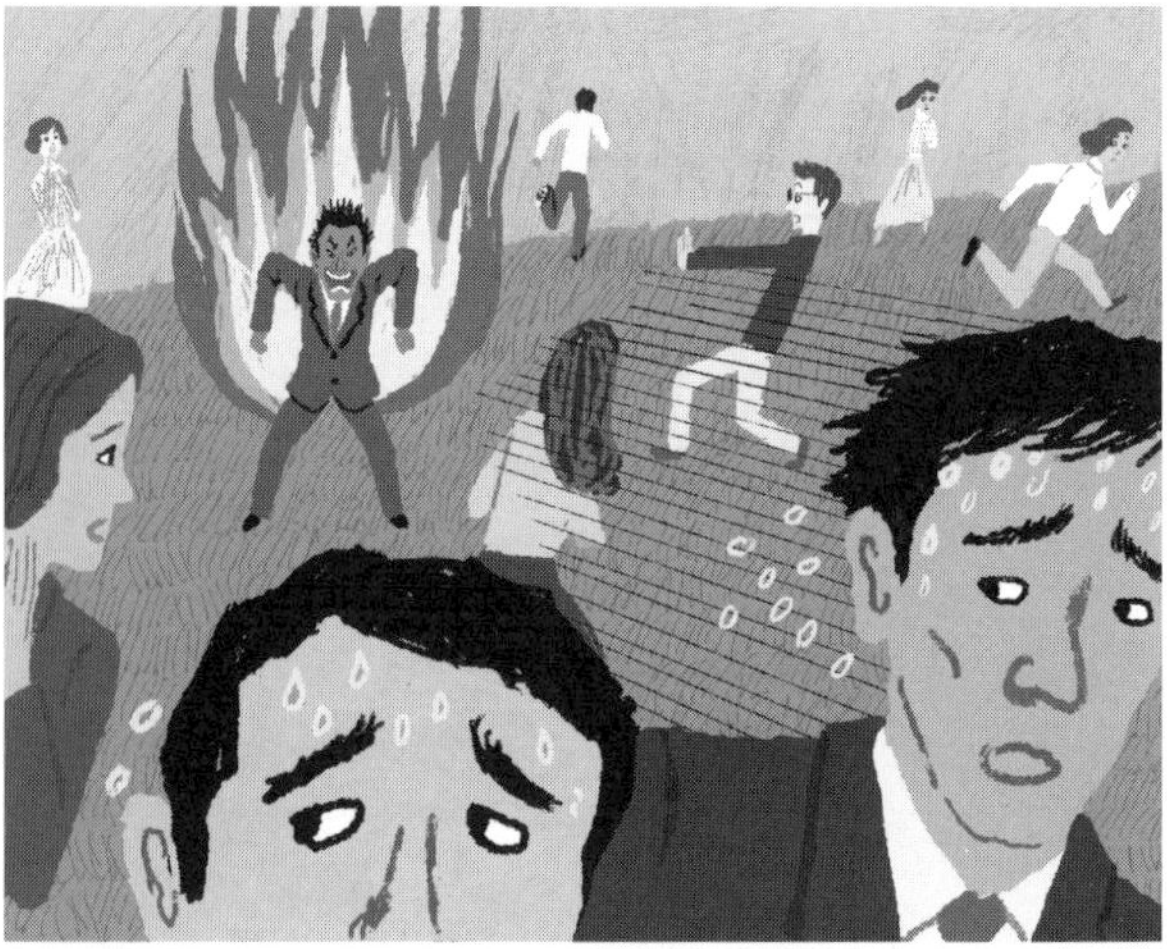

第3章

「イライラ」の感情はアフターケアが大切

31

「怒り」の感情は爆発すると人を乗っ取ってしまう

年齢を重ねると、心が疲れやすくなります。心が疲れてしまうと、たいしたことでなくてもイライラして、思いがけず感情が爆発してしまうことがあります。

人生の後半では、「感情の制御」も重要になってきます。疲れがたまってくると、感情がうまくコントロールできなくなることが増えてくるからです。そのような事態になると、人間関係がこじれたり、気分の落ち込みがひどくなるなど、望ましくないことが次々と起きてしまう可能性があります。

人間の感情にはさまざまなものがありますが、中でも大きな問題を引き起こしてしまうのが、「怒り」の感情です。

怒りは、知らないうちに積み上がり、一度爆発すると制御が効かなくなる、という特徴があるので、年齢とともに怒りの取り扱いに苦悩するよう人は多いのです。

人生の後半に差しかかると、体力が落ちて疲れやすくなったり、チャレンジ意欲が衰えていくとともに、「ストレス耐性」が低下していきます。すると、これまでだったら問題にならなかったようなことでもイライラしてしまい、相手に対して怒りの感情が爆発して関係を台無しにしてしまったりするのです。

「自分は冷静なタイプだ」と思っている人でも、50歳を過ぎるとイライラしがちになり、怒りが爆発してしまうことがあります。むしろ、自分は冷静だと思っていて、周囲からも温和なタイプだと見られている人ほど、爆発したときのダメージは大きいかもしれません。

ですから、怒りのメカニズムや対処法については、誰もが知っておく必要があると言えるでしょう。

コロナ禍では、怒りの感情が社会の中で渦巻いていました。特に感染が拡大し始めた頃は、周囲の人が感染者かもしれないという警戒心が膨らみ、多くの人がイライラしていました。マスクをしていない人が街なかで怒鳴られ、休業していない飲食店には抗議の張り紙が貼られ、東京から感染が流行していない地域に移動しただけで「帰ってください」と言われたりもしていました。

普段は怒らないような人でも、緊急事態宣言によって生活が制限されることでストレスを受け、イライラしていたのです。怒りという感情は、ときに自分では制御できなくなってしまうものなのだということが、コロナ禍で明らかになったと言えます。

32

「感情」も「理性」と同様に私たちを守るために存在する

人生経験を重ねると、感情的にならずに、自分の思いや考えを論理的に伝える方法が、ある程度は身についてきます。

筋道を立てて説明することは、仕事をする上ではとても大切です。論理的に考え、冷静にコミュニケーションをとることが、意思の疎通をスムーズにするからです。

しかし、いつもは論理的な思考ができている人でも、いざ怒りに乗っ取られると冷静さを失い、人と衝突してしまうことがあります。人生の後半を過ぎると、そういった事態が増えてくるのです。

もちろん、論理的に考え、行動ができるのは良いことです。ただ、論理的な思考ですべてが割り切れるほど、人間は単純ではありません。

人は理性だけで動くのではなく、感情でも動くもの。この理性と感情の両方について知っておかなければ、やがて感情に振り回されて疲弊していってしまうでしょう。怒りへの対処を知る前に、感情全般についての理解を深めておきましょう。

現代の社会においては、感情について否定的にとらえる人が少なくありません。人前で感情的になり、声を荒らげたりするのは望ましくないこととされています。

しかし、感情も、理性と同じで、あなたを守るために存在しています。理性と感情は、アプローチが違うだけで、いずれもあなたの役に立とうとしているものなのです。

・**理性**＝問題を客観的に考察し、総合的な視点でとらえて解決しようとする
・**感情**＝ある特定のテーマにフォーカスし、より直観的にとらえ、迅速に解決しようとする

感情は、私たちが文明人になる以前の原始人だった頃からあまり変わっていません。例えば不安や恐怖の感情は、自分が猛獣などに襲われるかもしれない、飢えて死ぬかもしれない、という事態に備え、命を守るための行動を私たちに促します。

しかし、猛獣などの脅威がない現代では、感情だけに頼るとどうしても極端な反応になりがちなので、理性がそれにブレーキをかけています。怒りの感情に対して、「まあ、相手にも言い分がある」というふうに、自分を諭すのが理性なのです。

33

怒りの感情の誤作動でいつまでもイライラ、モヤモヤする

現代の社会では、感情を爆発させると、相手との関係を壊してしまう可能性があるので、自分で感情をコントロールする必要があります。

しかし、感情を抑え込むのにはエネルギーが必要です。年齢を重ねるとともに疲労を持ち越すことが増え、感情を抑えるためのエネルギーも低下するので、イライラを抑えられず、つい怒鳴ってしまうこともあるわけです。

怒りとは、「すぐに攻撃し返さないと、やられてしまうぞ!」という場合に作動する、瞬発力の高い感情です。つまり、ピンチにおいて自分を守ろうとする素晴らしいプログラムなのです。

しかし、その素晴らしいプログラムは、もう腹の立つ相手が目の前にいないのに、夜中にいつまでも1人でイライラ、モヤモヤしてしまう、というような誤作動も起こします。

私は、怒りの感情について否定的になりすぎなくていいと思っています。人間にはこうした感情が備わっているということを理解し、ときにはイライラしたり、怒ってしまった

りすることがあってもいいと認めてあげることが大切です。

とはいえ、しょっちゅう怒りを爆発させていては、仕事もスムーズに進みませんし、周囲から人が離れていって孤立してしまう恐れがあります。怒りの感情の存在を認めた上で、どうやって怒りに駆られたときの「行動」をコントロールするか、ということが重要になってくるのです。

年齢を重ねていくと、疲れやすさからイライラすることが増えるだけでなく、これまでの経験の蓄積によって「価値観」が凝り固まり、頑固になることでも、怒りっぽさが増してきます。

自分が絶対に正しい、と思い込み、それ以外の考えを受け入れにくくなると、周りの人としょっちゅう衝突し、自分自身が疲弊するばかり。

ですから、怒りの感情を上手に扱うためには、凝り固まった価値観を解きほぐすことが大切なのです。

まずは、自分も歳をとって「疲れるとイライラしやすくなった」ということを認め、自分がどういうときに怒りの感情を抱いてしまうのかについて点検することから始めてみましょう。これが自分の価値観をほぐす第一歩です。

34

人を攻撃態勢にする「3つのきっかけ」

人は腹が立つ出来事があると、特に体を動かしたわけでもないのにヘトヘトに疲れてしまいます。怒りは、大量のエネルギーを消費する点がやっかいなのです。怒りによって私たちはどう変わるか、ということも知っておきましょう。

怒りは、敵と戦うために発動する感情。ですから、怒りの感情を抱くと、私たちの心の中では相手の憎らしいイメージが浮かび続け、相手を攻撃する方法についてあれこれ考え続けてしまいます。同時に、敵からいつ攻撃されるかもしれないと警戒し、相手の出方を必死に想像して、夜もなかなか眠れません。また、戦闘に備えて体じゅうに力が入り、歯を食いしばります。目の前に相手がいるときは、戦うために気分はむしろハイになり、疲れや痛みも感じにくくなります。しかし、現実にエネルギーを消耗していることには変わりなく、怒りが収まったあとで、どっと疲れが出てくるというわけです。

怒りの感情が生じるきっかけは、大きく次の3つに分けられると考えられます。

・うまくいかない現状を力で打破したい
・自分や仲間を外敵から守りたい
・社会の秩序を維持したい、世直ししたい

物事がうまくいかないときに「力を出して（誇示して）現状を打破しよう」という気持ちが沸き起こりますが、原始人の時代なら、それが有効だったでしょう。

次に、自分や仲間に不利益が生じそうなときにも、「外敵から生命や権利を守るために攻撃したい」という怒りの感情が出ます。これは、自分たちが得る報酬が少ないと感じた場合や、自由が制限されたり、邪魔をされたりしたときも同様です。この場合、自分は不利益を被っているという「被害者意識」が強くなります。

そして、所属している社会におけるルール違反を正したいときや、権力争いをするときなどにも、怒りが発動します。コロナ禍で外出や飲食店の営業が制限されたときに、その違反を自主的に取り締まろうとした「自粛警察」がまさにそうでした。このようなときの怒りは、「自分は正しい、相手が間違っている」という思い込みが強くなるため、反論する人に対して聞く耳を持てなくなるという特徴があります。

35

怒りは自己嫌悪と相まって雪だるま式に増幅していく

疲れがたまっていると、つまらないことでもカッとしやすくなります。怒りと疲労の関係についても知っておきましょう。

疲労には、第1段階から第3段階まであり、通常の第1段階ではさらっと受け流せるようなことでも、第2段階や第3段階ではイライラしたり、怒りの感情が発動したりしやすくなります。疲れがたまっていると、自分の生命を守るために、怒りの感情が出やすくなるのです。

第2段階では、怒りの感情による影響が「2倍」になり、怒りを抑え込んだり、さらっと受け流したりすることが、「2倍」難しくなると考えたほうがいいでしょう。

怒りは、「腹が立った！」というシンプルな感情のように見えて、意外に複雑な面があります。きっかけだけでも、「うまくいかない現状を力で打破したい」「自分や仲間を外敵から守りたい」「社会の秩序を維持したい、世直ししたい」などの種類があります。

また、怒っている最中でも、相手から攻撃を受けるのではないかと警戒し、不安や恐怖も抱きます。つまり、怒りの感情が爆発しているときは、知らず知らずのうちに頭で多くのことを考えているので、怒りが収まったときにぐっと疲れが出てくるのです。

さらには、現代人の怒りには「自己嫌悪によって勝手に拡大していく」という特徴もあります。次の攻撃を警戒しているために、「あいつ、今日も自分を無視するんじゃないか」などと相手の行動を追うことで、相手の嫌なところがどんどん目についてきます。

イライラと緊張が高まる一方で、理性も働くので、「冷静になれ」と自分に言い聞かせて我慢しようとします。

理性が勝って一時的に感情を抑えられたとしても、時間がたつと、今度は強気に戦えなかった自分を嫌悪し始めたりします。

このような臨戦態勢を取り続けるとあっという間に疲れてしまい、あるタイミングで怒りが爆発して、怒鳴ってしまうこともあります。そして、大人げない対応をしてしまったことで自己嫌悪に陥り、お酒を飲んで気晴らしをしようとして、飲みすぎてまた自己嫌悪……と、怒りの感情によって、雪だるま式に自己嫌悪も増幅していってしまうのです。

こんなに複雑な怒りの感情にどう対処すればいいのでしょうか。人間には、怒りの感情をうまく収めるスイッチもいくつか存在します。イライラしがちな人は、自分にとって有効なスイッチを把握しておくことが大切です。

36

相手が目の前にいては「6秒」が過ぎても怒りは消えない

物事が思い通りにいかないときに、ついカッとして声を荒らげてしまうという経験は誰にでもあるでしょう。

怒りは、自分を乗っ取るほど勢いの強い感情です。しかし、その性質をきちんと把握すれば、怒りの勢いを弱めたり、くよくよ引きずらずに気持ちを整理したりすることができるようになります。

怒りは、わが身を守るために発動する感情で、その対象を攻撃しようとするものです。しかも、怒りが発動するだけで私たちはエネルギーを大きく消耗し、どっと疲れてしまいます。

怒りは、相手を力によってねじ伏せようとします。もちろん、ときには、抗議したり言い返したりすることが重要である場合もあります。しかし、怒りは「自分は絶対に正しい！」という誤解を本人にさせやすい感情でもあり、過剰な反応をして人間関係を壊してしまうことも少なくありません。

このようにやっかいな感情である怒りとうまく付き合うために、「アンガーマネジメント」という手法があります。そのアンガーマネジメントでは、「怒りのピークは6秒」と言われています。

怒りの勢いが激しいのはおよそ6秒で、その6秒をしのげば衝動性は収まる、というわけです。

これは確かに一理あり、「怒りがこみ上げてきたら心の中でまず6秒を数え、ピークが過ぎるのを待つ」という対処が有効な場合もあるでしょう。

しかし、6秒を数えても、嫌な相手が目の前にまだいて、嫌なことをまた言われたら、怒りはすぐにぶり返します。

6秒我慢する、という以外に怒りに対処する方法はないのでしょうか。

年齢を重ねると、カッとなったときに「このままだとまずいな、相手との関係を壊してしまうな」ということも、だんだんとわかってくるものです。

そういうときには、相手との物理的な距離をとり、相手が視界に入らないようにするとよいでしょう。距離が遠のくと、原始人的にも直接戦闘ができなくなり、自然と怒りが収まるのです。

37

怒りがこみ上げてきたら、その場を20メートル離れる

怒りの感情がこみ上げてきたときは、「心の中で6秒を数えて怒りのピークが過ぎるのを待つ」という手法がよく知られています。

しかし、怒りへの現実的な対処法としては、6秒我慢するよりも、相手が見えない距離まで遠ざかることのほうが有効です。実際には、「20メートル離れる」と考えましょう。20メートル離れれば、原始人的には、相手の拳も蹴りも届きません。もちろん、こちらの攻撃も届きません。

そもそも怒りは、下手をすれば自分の命も危うくする、危険な感情です。危機的な状況が収まれば、怒りによって作られた「攻撃態勢」が急速にレベルダウンしていくでしょう。「離れる」というのは、怒りをはじめとするすべての感情の取り扱いにおける基本と言えるものです。私は、セミナーなどで、感情の取り扱いについては3つのステップがあるとお伝えしています。

第1ステップ＝「離れる」

刺激（怒りの対象、原因）から、物理的、心理的、時間的に「離れる」（逃げる）。

第2ステップ＝「安心する」

警戒レベルをさらに下げるため、追加の刺激が入らない、心から安心できる環境を作る。安心できることをやってみる。

第3ステップ＝「考える」

怒りなどの感情を引き起こした出来事を冷静に考察する。

自分を乗っ取るほど勢いの強い「怒り」という感情においては、特に第1ステップが重要だと言えるでしょう。相手に対抗したり反論したりせずにその場から離れることは、自分が逃げているように思えるので悔しいし、我慢も少し必要になります。しかし、それが結果として、警戒心や体の緊張を解くことに効果を発揮するのです。

38

感情が収まるように、自分が安心することをやってみる

怒りの感情が発動したら、まずは相手との距離を十分にとり、その次のステップとして、自分を安心させる必要があります。

これは具体的にはどんなことを行えばいいでしょうか。

相手から離れただけでは、冷静さを取り戻せるわけではありません。そこで、自分自身が心から安心できるような環境を作るのが第2のステップとなります。

そのためには、怒りがぶり返すことがないように、追加の刺激が入らないようにします。できれば1人になるか、気を紛らわせるなどして、怒りの対象から精神的な距離をとるように意識します。

そして、「体を緩める」ことも大切です。怒りは、命がけで戦おうとするような感情です。だから、呼吸が浅くなり、体も緊張してガチガチになっています。そのため、体の緊張状態を緩めるアプローチが必要なのです。ゆっくり深呼吸を繰り返したり、リラックスできる服に着替えたりするのもいいですし、温かい紅茶を飲んだり、お風呂に入るのもいいで

しょう。体の緊張を緩めると、自然と心も緩んできます。

そして、自分が安心できることをやってみることで、自分を取り戻していきます。

ポイントは、「原始人的な感覚で安心できる」こと。

例えば、好きなものを思いっきり食べる（やけ食いする）ことで、一息ついて、安心する人もいるでしょう。これは、原始人的には、エネルギーを補給しているということです。

音楽を聴くと安心するという人もいます。穏やかな音楽は、周囲に敵の気配がないことを暗示します。興奮するような音楽は避けましょう。

また、映画や小説に没入することで、一時的に嫌な出来事から距離を置くことができます。ゲームや動画なども有効です。

親しい人とのおしゃべりも、安心を感じられる行動の1つです。また、運動することで、気が紛れて体の緊張もほぐれ、よく眠れるという人もいます。

なお、原始人的には、何かを殴ったり、物を壊したくなる衝動もありますが、これは安心するというより、戦闘の士気を高める行為なので、そのときはハイになれたとしても、怒りは収まりません。

39

無理に忘れようとすると怒りは必ずぶり返す

怒りに駆られたら、第1ステップとして相手から距離をとる、そして第2ステップとして自分が安心できる環境を作り、実際に安心できることをやってみるという順番を覚えておきましょう。

カッとしているときは、体だけでなく思考も硬直するので、自分がどうすれば安心するのかを忘れてしまいがちです。

ですから、いざというときのために「自分が安心するためにできること」を事前に確認しておくといいでしょう。すると、気持ちが乗っ取られそうになったときに「そうだ！あれをやろう」と思い出せるようになります。

ちなみに私は、深呼吸する、1人になる、チョコレートとコーヒーをいただく、孫の動画を見る、歩く、テニスをする、何かを書く、寝る……といったことをやると安心します。例えば、「こひ、どう、あ、て、か、ね」（コーヒー、動画、歩く、テニス、書く、寝る）などと頭文字で覚えておくと忘れないのでお勧めです。

よくないのは、「こんなばかばかしいこと、考えるのはやめよう。忘れてしまおう」と、無理に忘れようとすることです。

忘れようとしても、怒りは自分にとって危機を示す重要な感情ですから、心は本能的に「警戒しろ」「忘れるな」と訴えてきます。その感情にフタをしようとするだけでも、エネルギーを消耗し、疲れてしまいます。

無理やり忘れようとするのではなく、ひとまず何か安心することのほうに意識を向け、感情が収まるのに必要な時間を稼ぐことが大切です。

無理に忘れようとしても、怒りはすぐに思い出され、そのたびに相手の危険な部分が頭の中で強調され、怒りがさらに加算されます。こうやってできる記憶を、私は「恨み記憶」と呼んでいます。

恨み記憶は、怒りの感情を徐々に肥大させます。もう会うこともない元上司、すでに亡くなった親……。このような人は二度とあなたを攻撃しないのに、恨み記憶によって繰り返し思い出してしまうこともあります。それにより苦しんでいる人はとても多いのです。

繰り返し思い出すことで怒りを自分で増大させてしまわないためにも、次の第3ステップで、怒りに対して順を追って冷静に考えていくことが大切なのです。

40

嫌な出来事を冷静に振り返られるようになるまで待つ

怒りの感情を取り扱うための最終ステップでは、原因となった出来事を冷静に振り返り、自分の中できちんと気持ちを整理します。

この最終ステップには段取りが必要です。気持ちを整理するためには、嫌な出来事について思い出さなければなりませんが、思い出すだけで怒りがこみ上げてきたり、胸がドキドキして苦しくなったりしてくるようでは、冷静に振り返ることができません。

つまり、1つ前のステップが十分でなければ、最終ステップへと進むことができないのです。

第2ステップでは、自分が安心できる環境に身を置き、安心できるようなことを実際にやってみることで、気をそらして、嫌な出来事から心理的にも距離をとります。そして、十分に気持ちが落ち着いたところで、最終ステップへと進んでみましょう。

まずは、リハーサルです。怒りの気持ちに心の中で少しだけ触ってみます。そのためには、嫌な出来事を少し思い出してみましょう。事前にある程度の安心を感じられているなら、大丈夫なはずです。問題なければ、先に進むことができます。

嫌な出来事をなんとか落ち着いて思い出せたら、次は、そのとき感じたことを丸ごと認めてあげます。「侮辱された、無視された、威嚇《いかく》された……」といった思いを、「怒っても仕方ない、こちらの勘違いかも、決めつけてはけない」などと理性的な思考で封殺しないで、「怒って当然だ」という前提で認めてください。

コツは、「認めるけど、感じすぎない」ようにすることです。嫌な出来事を思い出してそれに敏感に反応してしまうと、また怒りの感情がこみ上げてきてしまいます。

もし思い出しているうちにドキドキしてきたり、苦しくなってきたら、すぐに中断し、ゆっくり深呼吸し、リラックスしましょう。場合によっては、1つ前の「安心できる環境を作る」ステップに戻ってもいいでしょう。

嫌な出来事をある程度冷静に振り返ることができるようになったら、最終ステップのプロセスをさらに進んで、嫌な出来事をいろいろな角度から見つめ直してみます。

このとき、複数の角度から見つめ直すことが効果的です。怒りの感情があると、偏った視点で物事をとらえてしまうからです。

相手の視点や、第三者の視点から見て、その出来事がどうだったのかを冷静に考えることで、最終的に怒りの気持ちを整理することができるのです。

41

気持ちを整理するために「7つの視点」で振り返る

怒りの気持ちを最終的に整理するためには、嫌な出来事について「7つの視点」から振り返ります。

①自分の視点

「腹が立ったよね」と感情を再度認めた上で、「この出来事で何に一番傷ついた?」などと自分の価値観をチェックしてみる。自分の疲労もチェックする。

②相手の視点

「相手は何をしているときだった?」「相手は何を不安に思っている?」と想像してみる。

③第三者の視点

「彼・彼女ならどう言う?」「ほかの人ならどうする?」と想像してみる。

④宇宙の視点

「人工衛星から眺めてみたら、どう見える?」と俯瞰《ふかん》して想像してみる。

⑤時間の視点

「1カ月後はどうなっている？」と時間が経過したあとのことを想像してみる。

⑥感謝の視点

「感謝できるとすればどんな点？」と想像してみる。

⑦ユーモアの視点

「コントにするとすれば？」と想像してみる。

このように、同じ出来事でも、角度を変えると見え方が変わってきます。

「自分の視点」では、何よりもまず「腹が立ったよね」と自分の気持ちを認めてあげることが大切です。ここでも、「こんなことに腹を立てるなんてダメだ」などと自分を否定するのは御法度。気持ちを抑えつけようとすると、怒りがあとでぶり返してしまいます。

感情を認めた上で、「この出来事の中で、何に一番傷ついた？」と自分の深い部分に問いかけてみると、怒りの奥にある「人に認められたかった」とか「恥をかかされた」「寂しかった」といった、本音に近い気持ちが出てくることがあります。

さらに、最近の自分の活動や体調を振り返り、疲労の状態も再確認してみましょう。

42

相手の視点に立って振り返ると自分の視野の狭さに気づく

感情には、ある事実をとても良いことのように見せたり、恐ろしいものに見せたりする働きがあります。これは、感情がその人に「一刻も早くある目的に向かって行動せよ」と促すものだからです。

怒りを感じたとき、「相手は自分をバカにしている」「相手は自分を排除しようとしている」といった偏った見方がどんどん拡大し、実像を歪めることがあります。これは、怒りの感情が、相手を攻撃するよう仕向けているからです。

だからこそ、「相手の視点」に立ち、なるべく客観的に相手のことを見てみる必要があります。相手は何をしているときだったかを思い出し、さらに内面についても「あの態度から何を自分に伝えようとしていたのか」「相手は何を不安に思っているんだろう」と、想像してみます。

怒りの対象となる相手の視点にはなりたくないかもしれません。しかし、カメラのアングルを切り替えていくように相手の立場から出来事を見てみると、思いもよらなかったことが見えてきたりします。「そういえば親の介護で大変だと話していたな」とか「この分野の仕事は未経験で、キャパシティをオーバーしているのかも」というふうに、カッとなったときにはわからなかったことに気づいたりするのです。

続いて「第三者の視点」では、この出来事に全く関係がない人は状況をどう見るだろう、と考えてみます。自分が尊敬している人をイメージして、「彼・彼女ならどう思うだろう?」と想像してみてもいいでしょう。

「宇宙の視点」では、人工衛星から眺めてみたら、自分の頭の中を占めていることは、とてもちっぽけなものに思えるかもしれません。

「時間の視点」で1カ月後を想像してみると、「何だかんだいって今のことなんて忘れて、別のことをやってるんだろうな」と、気持ちが少し落ち着いてきます。

「感謝の視点」では、「腹が立つ相手だけど、自分を頼りにしていて、力量を買ってくれている面もあるんじゃないか」という考えが出てくるかもしれません。

「ユーモア視点」で、この出来事をコントにしたらと考えてみると、「四六時中そいつのこと考えて、惚れてんのか?」と自分に突っ込みを入れたら、凝り固まった考えがほぐれてくるでしょう。

43

パワハラの加害者は自分を「被害者」だと思っている

「7つの視点」でカメラのアングルをあちこちに移動させて、怒りの原因となった出来事を見てみると、怒りがいかに一方向だけを見させようとしているかが実感できます。

視点を変えることで相手の事情に気づいたり、「1カ月後には終わっていることだ」と思うことができたら、気持ちはずいぶん軽くなります。

頭の中で考えるだけではまとまらない場合もあるでしょう。そんなときは、文字にしてみるのもお勧めです。7つの視点について、紙に書き出してみるのです。

それでも、1人ではなかなかうまく7つの視点を切り替えられないという場合は、人と話しながらこの作業をするという手もあります。

ただし、聞き役を誰にお願いするかが肝心です。「そんなの誰でも乗り越えていることじゃない?」など、あなたの気持ちを受け止めてくれない人では意味がありません。

あなたを責めない人、必ずあなたの味方になってくれる人であり、それでいて物事をフラットに見ることができる人が理想です。

7つの視点は、客観的な視野を取り戻すために有効な方法です。ところが、これがうまくいくのは、感情がある程度落ち着いているときだけなのです。

例えば、パワハラやDVの加害者は、自分が相手を攻撃しているにもかかわらず、「あいつがあんなことを言うから、自分を怒らせる態度をとるからいけないんだ。むしろ、被害者は自分なんだ」という、間違った正しさを信じ込んでいる場合があります。

自分が怒鳴っている側なのに、自分は被害者だと思っているようなときこそ、7つの視点で気持ちを整理したいところなのですが、実際にやってみてもあまりうまくいきません。

パワハラやDVなどは、常に顔をつき合わせている同士の間で起こることです。

そういった関係では、怒りの感情がすぐに発動するようになってしまっています。このようなときは、理性による冷静な振り返りは難しいのです。

パワハラやDVの加害者のように、すぐ怒りを感じてしまうような状況にあると、自分で止めようと思っても止まりません。怒りがクセのようになってしまっているので、加害者と被害者の間に第三者が入る必要があります。

もし、怒りがクセになっていることに気づいたら、その背景に何かがあると考えたほうがいいでしょう。もしかしたら、自分に自信がなくなっている不安を紛らわせるため、相手を攻撃し、「自分は正しいんだ」と感じようとしているのかもしれません。

44

怒りはクセになり、依存関係を作り出す

怒りはなぜクセになるのでしょうか。それは、同じ相手に怒りの感情を繰り返しぶつけるような関係性が成り立つことがあるからです。

相手を攻撃し、「自分は正しいんだ」と感じることによって、自信を取り戻そうとするとき、相手が言い返せない人だったら、それがクセになりやすい。つまり怒りの感情に依存性が出てくるのです。怒りをぶつけることが「快感」になると、それが「麻薬」のように働いてしまう場合があるということです。これは、特定の対象にだけ2倍3倍の怒りを感じてしまうような状態です。

通常、怒りをぶつけてしまえば、それで人間関係が壊れてしまう可能性が高いのですが、家族の間でのＤＶや、会社の上司と部下の間のパワハラは、暴力をふるわれてもすぐには関係を解消するわけにはいかないケースで起きてしまいます。

ＤＶやパワハラで最も大切なことは、双方が相手から離れ、人間関係を断ち切ることです。会社の場合はほかの上司や人事部のスタッフ、家族の場合は第三者を立てて「離れる」

ことで関係をいったんリセットする必要があります。

怒鳴ったり暴力をふるったりする人は、そのあとに反省して「ごめん、もう絶対しないから」と謝罪しても、いったん「攻撃＝快感」というルートができてしまうと、また同じことを繰り返してしまいます。

こうした話をすると、「自分はＤＶやパワハラをするような人間ではないから関係ない」と思うかもしれませんが、年齢を重ねて人生の後半に差しかかると、誰もが加害者になる可能性があることを頭に入れてほしいと思います。

年齢を重ねるとストレス耐性が落ちてきて、怒りの感情が爆発するハードルが下がってきます。それに加えて、価値観が凝り固まってきて、「自分は正しい」と強く思い込むことも、ＤＶやパワハラの加害者になる可能性を高めてしまいます。

身近に怒りをぶつけても何も言い返せない人がいたら、あなたも加害者になってしまう恐れがあるのです。

加害者にならないためには、疲労をケアしてイライラをなくし、自分の凝り固まった価値観を解きほぐしていくことが大切です。

相手に対してついカッとして声を荒げそうになったときは、自分も加害者になる可能性があるということを思い出してください。

45

怒りのピークの行動は「仕方ない」と自分で受け止める

自分の中では怒りの感情が整理されてきたように思えていても、トラブルを起こした相手に会うと、どうしても怒りがぶり返してきたり、心が再びザワザワしたりすることがあります。

そうしたことをなくすためには、「怒りのアフターケア」が大切です。

怒りは、あなた自身の命や権利を必死に守ろうとする感情ですから、一度怒りが生じると、しばらくは「敵がまた襲ってくるかもしれないから警戒しろ」「反撃態勢を維持しろ」と訴えかけてきます。

無理に忘れようとしても、あなたの根本的な警戒心が弱まらない限り、ことあるごとに思い出させようとするのです。

それゆえ、相手の顔を見ただけでイラッとして、その気分が相手にも伝わり、さらに険悪な関係になってしまいがちです。

結果として、怒りの感情を何度も思い返すことで相手の邪悪なイメージが増強されていくことを、私は「恨み記憶」と名づけています。恨み記憶はまさに、怒りの感情の取り扱いがうまく進まなかったことによる後遺症と言えるでしょう。

怒りの後遺症をなるべく小さくするには、気持ちが落ち着いてきたときにしっかりと怒りのアフターケアを行うことが大切です。具体的には、怒りの感情を扱う最終ステップで、嫌な出来事を冷静に振り返り、きちんと総括しておきます。

このときのポイントは、「怒りがピークにあるときの自分の言動の反省会は行わない」ということです。

怒りのピークのときは、頭が真っ白になって、普段は使わないような言葉で相手をなじったり、怒鳴ったりしてしまいます。そのときの言動を後悔しているので、どうしてもそこに気持ちが向いてしまいますが、怒りのピークの言動はいくら反省しても、なかなかコントロールできないものなのです。

もう少し現実的に意味のある総括をするには、怒りのピークではなく、その前後の自分の言動に目を向けることが大切です。怒りがピークにあったときのことは、「仕方がない」とそのまま受け止めてあげます。その上で、ピークの前後に何か対処のヒントがないか、冷静に振り返ってみるのです。

46

怒りのピークの前後に、行動改善のヒントがある

怒りのアフターケアは、恨み記憶を引きずって同じトラブルが再び発生することを防ぎ、いたずらに自分を卑下《ひげ》することなく、トラブルの相手にきちんと伝わるように謝るところまで考えることを目的としています。

ここでは、私がカウンセリングしたある会社員の方の事例をもとに考えてみましょう。

その方は、同僚に対して「たいした成果も出してないおまえが偉そうに口出しするな！」と、取り返しのつかない暴言を吐いてしまったことを後悔しています。

このような暴言を繰り返し思い出し、あのときどうすればよかったのだろうと考え続けているのは、やむをえないことかもしれません。しかし、怒りのピークの状態にいるときは、どんな人であっても理性的な対処なんてできない、と私は考えています。

その方は、前日にかなり困難な資料作りを2つ仕上げたところでした。1週間ほど睡眠不足が続き、疲れ果てていました。夜遅くにやっとでき上がり、それをメールで送ったあと、酎ハイを飲んでいたら止まらなくなり、かなり深酒してしまったのです。

コロナ禍でテレワークが導入され、飲み会もなくなり、禁酒を続けていたのですが、難しい仕事が終わって安心したのか、たくさん飲んでしまいました。

翌朝、二日酔いもあり体調が悪いまま出社しました。

久しぶりの出社で顔を合わせた同僚は、ダイエットが成功したことを誇らしげに話していました。

相変わらずチャラチャラしているなと聞き流していたのですが、昨日の夜中に仕上げて送った資料について話題となり、「あれ、ゴテゴテしてちょっと読みにくいんじゃない？長いし。前半部分はもっと削ったほうがいい」とその同僚が指摘してきました。

自分では完璧だと思っていたのに、けなされたことでイラッとして「えっ、これ、かなり悩んで作ったんだけど……」と言い終わらないうちに、同僚はその場を去ろうとしました。

そこで、「なんだよ！」と言うと同僚は「作った本人がいいと思うならいいよ」と言い返してきました。

それで「たいした成果も出してないおまえが偉そうに口出しするな！」と怒鳴ってしまったのです。同僚はかなりショックを受けた表情をしていたそうです。

この事例をもとに、次ページ以降も、怒りのアフターケアについて考えていきましょう。

47

トラブルの「前」を振り返り、予防策を見つける

私がカウンセリングしたある会社員の方が同僚に暴言を吐く直前、その同僚はその場を離れようとしました。怒りの感情があるときは互いに距離をとったほうがいいため、これは賢い方法でもあったのです。

しかし、その会社員は、自分ががんばって作った資料をけなされてイラッとしていたため、「逃げようとしている。姑息《こそく》な」と感じ、怒りがピークに達したわけです。

こうなるともう理性では制御できません。自分は正しいと信じ込み、相手の弱みを突くようなことをあえて言ってしまいました。それが、「たいした成果も出してないおまえが偉そうに口出しするな!」という暴言です。

怒りのピークで言ってしまったことは、どうしようもありません。そこで、「ピークの前後」について、何かできることはないかを考えます。

その方は、1週間前からかなりのハードワークをしていました。

ただでさえ、複雑な調整が必要な仕事だったのですが、テレワークのせいもあり、難航

していました。

問題の同僚にも手伝ってもらおうかとも思ったのですが、その同僚は仕事があまり丁寧ではなく、そのせいもあって目立った業績も上げていません。また、仕事を依頼すると、細かいところまで説明を求めてくるタイプです。

迷った挙句、同僚に依頼すると逆に面倒くさくなりそうなので、結局自分1人でがんばりました。

まとめると、暴言を吐いてしまった背景には、まず疲労がありました。さらに深酒のアルコールの影響もあったでしょう。

これまであまり気がついていなかったのですが、7つの視点の「自分視点」で考えると、確かに体調管理ができていなかったようです。

「1人で頑張った、お願いしようとするといつも難癖をつける同僚だったので、お願いしなかった……などの思いがありますよね。一方で、もし体調が整っていたら、暴言を吐くところまではいかなかったかもしれませんね」と私が言うと、「本当にそうですね。体調の管理なら、今後は気をつけられそうです」と前向きな総括をしてくれました。

続いて、次ページから怒りのピークのあとについて考えてみましょう。

48

冷静に振り返ることで視野が広がり、謝罪の気持ちが生まれる

怒りのピークが去ったあとは、何について考えるといいでしょうか。

起こってしまったトラブルを放置すると、恨み記憶が強まったり、人間関係が悪化したりします。つまり、怒りの後遺症が長引き、同じようなトラブルが再発するリスクが大きくなるのです。

トラブルの事後対処として何ができるか、冷静になってから考えてみましょう。私がカウンセリングした方は、しばらく考えてから、「暴言を吐いてしまった同僚に謝りたい」と言いました。

「やり遂げたと思っていた仕事を否定されたようで悔しかった。二日酔いと疲れで、あのときは朝からイライラしていた。八つ当たりのようになってしまって申し訳なかった」と謝りたい、と。

冷静に振り返ることで視野が広がり、素直に謝ろうという気持ちになるのはよくあることです。

いざ相手に謝っても、ふん、と冷たい態度をとられるかもしれません。あるいは、相手はたいして気にしていなくて、拍子抜けすることもあるでしょう。

それでもいいのです。

「やらかしてしまったけれども、落ち着いて考え直して、事後対処もできた」と自分を認めてあげることこそ、人生の後半において凝り固まりがちな価値観を柔らかくしていくトレーニングになるのです。

繰り返しになりますが、トラブルが起こったあとで一番やってはいけないのは、「あんなことを言ってしまった自分はダメだ」と自分を責め続けることです。

怒りで感情的になった出来事があっても、そのピークのことばかりを考え続けてはいけません。そこから視点を移して、気持ちをうまく整理して、自分にできることはないかを探ります。

トラブルの前にできそうなことが見つかれば、それは次のトラブルを予防することにつながります。そして、トラブル後に、今からでもできることが見つかれば、実際に行動に移すことで、今回のトラブルを「ケアできた」ことになります。

これこそが、人生の折り返し地点を過ぎた私たちが、消耗せずに怒りの感情と付き合っていくためのやり方なのです。

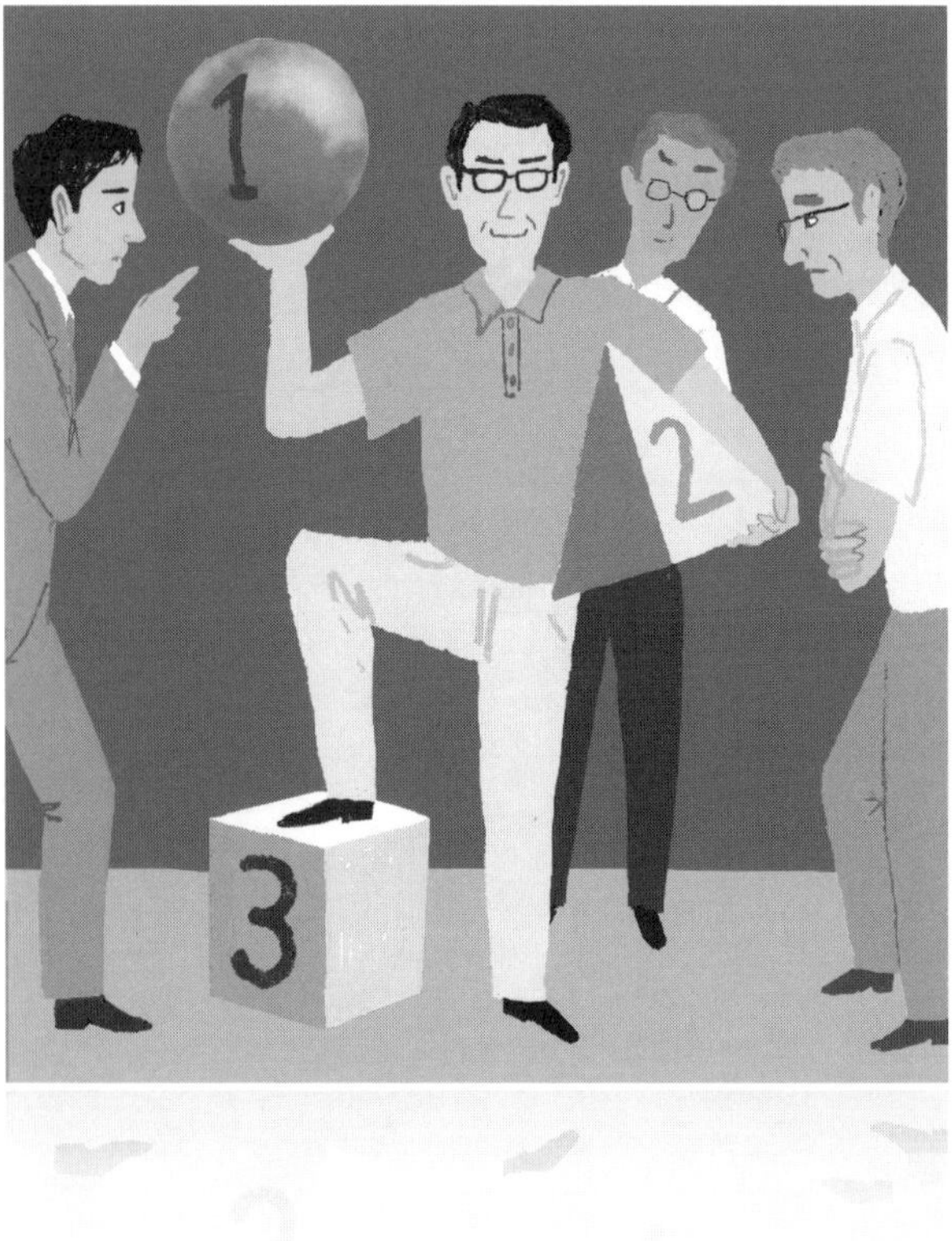
1
2
3

第4章

急降下した自信を回復する正しい手順

49

50歳を過ぎてからの「自信の急速な低下」に備える

新たな課題に直面したときや、不安を感じたときなど、いろいろな場面で私たちの心を支えてくれるのが「自信」です。

この自信が、50歳を過ぎた頃から、急速に低下してくることがあります。

人生の折り返し地点を過ぎた私たちにとって、体力の低下はわかりやすいのですが、自信の低下については、あまり事前に想像したことがなく、突然の事態にとまどう人が多いようです。

自信の急降下に備えるためにも、そもそも自信とは何か、どうすれば低下させることなく維持していけるのかについて、ここで考えてみましょう。

いつもイライラして怒鳴っていたり、孤立して元気のない生活を送っている人は、自信が崩れた状態にある場合が多いと言えます。そうならないためにも、自信を維持することが大切なのです。

しかし、「自信とは何か?」と聞かれても、特に考えたことはないという人が多いのではないでしょうか。「自信があるに越したことはないだろうけれども、自分に自信があるかどうかも含めて考えたことはないなぁ」というのが正直なところかもしれません。

自信についてあまり考えたことがないという人ほど、自信が急降下したときのダメージが大きい可能性があります。

自信とは、私たちが生きること全般に大きな影響を与えているものですが、その本質についてはあまり理解されていません。例えば、「最近、不意の出来事に動揺しやすくなった」と感じている人はみんな、自信が低下し始めている状態だと言えます。

自信とは、「多少の困難に遭遇してもなんとか生きていける」と自分が確信できる根拠となるもので、その人の人生を深いところで支えています。「自信が低下する」という言い方をしますが、自信そのものは定量化できるものではありません。

また、人は自信がある状態のときは「自己イメージ」が大きくなります。つまり、自分に能力が十分あると思っていて、自分が大きく感じられている状態です。一方、自信がないときは、自己イメージが小さくなります。直面している「課題」が大きく感じられ、自分の能力では無理だと気が弱くなり、自分が小さく感じられるのです。

このように、自信によって自己イメージが伸び縮みする、ということを覚えておきましょう。

50

人を深いところで支える「3つの自信」

人は自信があると自己イメージが大きくなり、自信がないと自己イメージが小さくなります。自己イメージは、「イメージ」であって、実態そのものではなく、とらえ方次第でその大きさが変化するのです。

疲れているときや、リストラされるなどのネガティブな経験をしたときは、自己イメージは一気に小さくなり、これまでと同じような課題に直面しても「とても無理」と思い込むようになります。

また、疲れてヘトヘトのときには「絶対無理」と思っていた仕事でも、しっかり睡眠をとったあとでは「あれ？　案外やれるかも」と思えることもあります。

疲労は自己イメージを縮めてしまうので、対する相手や課題が巨大な猛獣のように思えるのです。でも、疲労が回復すると、一緒に自信も回復するので、「なんだ、猛獣じゃなくて子ぎつね程度じゃないか」と安心します。

自信を左右するのが疲労だけなら、きちんと休息をとれば問題ないのですが、やっかいなことに「老化」も自信を低下させる要因になります。つまり、年齢とともに誰もが自信の低下に直面するものなのです。そして、定年後には、環境の変化による疲労と老化がダブルパンチとなって、あなたの自信にダメージを与えます。

定年後の自信の急降下に対応するためには、自信にはどのような種類があるのかについて知っておくといいでしょう。私は、次のように自信には3種類あると考えています。

第1の自信「自分にはこれができる」

仕事ができる、これが得意、他者と比べて優れている、というもの。子どもの頃から今に至るまでの、成功体験の積み重ねによって大きくなる（一般的に言う自信はこれ）。

第2の自信「自分の能力や生き方はこれでいい」

体力や健康、感性、学習能力、生き方などに関する自信。これがしっかり感じられていると、いろいろなトラブルがあってもなんとかなるはずと思える。

第3の自信「自分には仲間や愛する人がいて居場所がある」

人間関係についての自信。自分には居場所がある、というもの。

この3つの自信について、次ページから詳しく見てみましょう。

51

定年後の環境の変化が「3つの自信」すべてを低下させる

自信には、「自分にはこれができる」という第1の自信、「自分の能力や生き方はこれでいい」という第2の自信、「自分には仲間や愛する人がいて居場所がある」という第3の自信があります。

これら3つの自信は、人の生存を深いところで支え、勇気づけてくれる、かけがえのないものです。何かを判断したり、問題を乗り越えたり、気持ちを切り替えるときなどにも、自信はその人に影響を与えています。

年齢を重ね、定年を迎えて環境が大きく変わると、自信が急降下する場合があります。それはなぜでしょうか。

定年後は、自分が長年にわたってスキルを磨いてきた仕事がなくなるので、第1の自信が失われてしまいます。再雇用されて一生懸命働いても、給料がガクンと減るという事実が、やはり自信を低下させます。

さらに、例えば男性は、定年後に苦手な家事やご近所付き合いなどをやらなければならなくなり、「できない」と感じることが多くなるのです。

第2の自信はどうでしょうか。年齢を重ねていくと、もちろん、老化によって体の不調が増え、記憶力の衰えも感じるようになります。つまり、歳をとればとるほど、第2の自信は低下していくものなのです。さらに、病気やケガをしたり、問題解決力が衰えたり、自分のよりどころである信念が通用しなくなったりすると、第2の自信が一気に低下します。そして、第2の自信が低下すると、トラブルに遭遇したときに「もう無理かも」と、以前より簡単に絶望感を覚えてしまうのです。

第3の自信については、人間関係のほとんどが仕事に関連しているものだった場合、定年後には失われてしまう可能性が高くなります。人との交流が、質・量ともに減ると、孤立や孤独を感じ、自分には居場所がないという思いにつながりやすくなるのです。

また、年齢を重ねるにつれ、それまで当たり前のようにそばにいてくれた身近な人や友人、ペットが亡くなる事態に直面し、その喪失感によっても第3の自信を失うことになります。これは、誰にとっても避けられないことです。

このように、人生の折り返し地点を過ぎると、定年を迎え、生活環境が大きく変わっていくとともに、自信低下の要因が次々とあなたを襲うことになるのです。

52

自信の低下を食い止める、ほかの分野での「自信の補給」

自信が低下しているときはまず、それ以上自信が低下しないようにすることが大切です。では、どうすれば自信の低下を止められるのでしょうか。それについて考えるには、「自分が不安なときにどんな気晴らしをするか」について想像してみるといいでしょう。

不安は、危険を予測してその準備をさせるための感情です。自信が低下すると漠然とした不安を感じますが、人はその不安を何かで「紛らわそう」とします。これが案外、低下した自信の「補給作業」になっていることが多いのです。

例えば、難しい仕事に直面したときは、買い物などをして気晴らしをしたりすることがあるでしょう。逆に、プライベートで漠然とした不安があるときに、とりあえず目の前の仕事をこなして気を紛らわそうとする人もいます。単に深呼吸をしたりお茶を飲んだりしてリラックスしようとするのもいいですよね。

問題を解決しないで大丈夫なのかと思うかもしれませんが、こうした行動によって、私たちは自信がそれ以上低下しないようブレーキをかけているのです。自分が不安なとき、つまり自信が低下したときに、どんなことを意識的・無意識的にしているかをよく思い出してみましょう。それが自信のケアのヒントになります。

このとき、気晴らしの意味を現代人として考えるのではなく、原始人的にどういう意義があるのか、3つの自信のどれを補うものなのかを考えてみましょう。

- **仕事をする**↓自分の役割をこなせる（第1の自信を補う）
- **買い物をする**↓こんなに素敵なものを買える（第2の自信を補う）
- **体を動かす**↓体力がある、まだまだやれる（第2の自信を補う）
- **深呼吸する**↓自分を落ち着けてコントロールできる（第1の自信を補う）
- **誰かと話す**↓人から好かれている、受け入れられている（第3の自信を補う）
- **ヘアスタイルを変える**↓まだまだ若い（第2の自信を補う）
- **資格を取るなどしてスキルを高める**↓有能である（第1の自信を補う）

もし、不安なときに部下に当たったりする人がいれば、それは、「自分は誰かを支配できるくらい強いんだ」と、第1の自信を補っているのかもしれません。もちろん、決してほめられた行為ではありませんが。

53

自信を回復する「3ステップ」は常に正しい順番で行う

不安を感じたときに、不安の原因とは無関係の気晴らしを行えば、自信が少し高まり、不安が少し解消します。ですから、気晴らしは堂々と楽しんでいいのです。「不安から逃げているのではないか」などと自己嫌悪に陥る必要はありません。

それにしても、そもそもなぜ自信が低下するのでしょうか。

自信には、「自分の能力」と「外界の危険」との関係を評価する機能があります。

自信が低下することも、実は、命を守るための重要な仕組みの1つです。原始時代で、弓は使える、体力も十分、仲間もいるというときなら、リスクを冒して獲物を取りに行ってもいいので、「行けそう」と自信を感じられます。一方、自分が弱っているときには、「自信を失って、行動を起こさずに棲家《すみか》に引きこもる」ほうが、危険に遭遇する確率を下げることができます。つまり、自信がなくなるのは、つらくて嫌なことですが、これも生き残るための重要な機能なのです。

ただ、やっかいなことに、人生の後半では第1の自信、第2の自信、第3の自信いずれも低下が避けられません。原始時代では、歳をとって体が衰えると、引きこもったほうが生存の確率が高まります。しかし、現代ではそれは通用しません。気晴らしをしたとしても、それで補給できる自信は一時的なものです。根本的な解決にはなりません。

実は、50歳を過ぎた人が急降下した自信を無理なく高めていく方法があります。それは、以下の3つのステップに従って行います。

自信回復の3ステップ

①蓄積した疲労を回復する
②体を動かして体力をつけて、第1と第2の自信を回復する
③人とゆるやかにつながって、第3の自信を回復する

大切なのは、この順番通りに行うということです。

疲労をしっかり回復しないうちに体を動かすと、かえって疲れが増してしまいます。また、人間関係を作っていくのにはエネルギーが必要なので、体をしっかり動かして体力をつけてからでないと難しいでしょう。

それでは、次ページからこの3ステップについて詳しく見ていきましょう。

54

オーバーワークが疲労の蓄積と自信の喪失を招く

急降下した自信を回復するためには、蓄積した疲労をしっかり回復し、体を動かして体力をつけて第1と第2の自信を取り戻したのちに、人とゆるやかにつながって第3の自信を回復するというステップをたどります。

年齢を重ねていくと、じわじわと自信が低下していくものですが、一方で急激に自信が低下してしまう場合もあります。

ここでは、ある50歳の会社員のケースについてお話しします。

仕事が忙しく、オーバーワークが続いていたある日、「今日は会社に行きたくない」と心がザワザワする感じがしました。その方にとって、こんなことは初めてでした。それでもなんとか午前中の会議は乗り切ったものの、午後は頭が全く働かなくなりました。気がつくと同じ作業を何度も繰り返しています。気持ちが悪くなり、トイレで吐いてしまいました……。

その後、1週間たっても調子が戻らない、と相談に来られました。「こんなことは初めてで、職場の足手まといになっているのではないか」と繰り返します。

このケースでは、もう自分は元のように働けないかもしれない、解雇されてしまうかもしれないと、うつ的思考まで出てきて、本人はすごく慌てています。

自分にはこれができるという第1の自信、自分の能力や生き方に関する第2の自信、さらに自分には居場所があるという第3の自信までも低下しているからです。

オーバーワークで疲労がたまりきった状態は、まさにエネルギーが底をついている状態です。これは、原始時代なら棲家に引きこもっていたほうが生存の確率が上がる状況でしょう。そのため、本能はその人を休ませるために無力感をかき立て、自信を失わせます。

このように自信が急降下した状態になると、本人はとてもつらいものです。コロナ禍でも、多くの人が自信を失いました。先ほどの会社員のケースほど急ではないですが、同じようにまず疲労の蓄積が進み、その中で3つの自信が崩れていったのです。

コロナに対する有効な手段を何も持っていない、将来の生活を切り開けないという無力感は、第1の自信の低下です。自粛で会いたい人にも会えない、自分はきちんと医療を受けられないかも、政府や会社は守ってくれないかも……という孤立感は、第3の自信の低下です。そして感染した方は、自分の健康に対する第2の自信も大きく低下したはずです。

この3つの自信の低下が、「コロナうつ」が増える大きな要因になったのです。

55

自信をキープするには毎日「8時間」は布団の中にいる

自信は疲労と密接に連動します。特に50歳以降は、どうしても疲れやすくなり、少しハードな仕事が続くと、簡単に疲れがたまってしまいます。そのため、自信が低下してしまったときに最優先すべきは「疲労の回復」なのです。

しかし、疲れには主観が入り込む余地があり、重要な仕事があるときは、マヒして疲労がたまっていることに気がつかないことがあります。だからこそ、ギリギリまで疲労をためてしまい、気づいたときには限界を突破して、自信が急降下するという事態に陥ってしまうのです。

そうならないためには、どうすればいいでしょうか。私は、こまめに疲労を手当てするために、毎日「最低8時間」眠ることをお勧めしています。

最低8時間だなんて、そんなにたくさんは眠れないと思うかもしれません。もちろん、8時間連続でぐっすり眠る必要はありません。布団に入っている時間を合計で8時間以上にしましょう、ということです。眠りは断続的でいいし、途中で何回起きてもいいのです。

私の場合は、だいたい夜10時に布団に入って、朝7時に起きます。そのうちしっかり寝ているのは、朝5時から7時ぐらい。そのほかは浅い眠りで、途中で何回も起きます。それで健康なのだから大丈夫だ、ととらえています。

疲労は第1段階から第3段階まである、というお話をすでにしました。日中、ある程度パフォーマンスが維持できて、穏やかな気持ちで生活できていれば「第1段階」だと判断してください。ネガティブなことばかり考え始めたら、疲労の「第2段階」になっています。そうなったら、「8時間睡眠」を思い出してください。それが無理ならば、いつもより1時間でも多く睡眠をとるようにしましょう。

通常なら疲労は、波を描くように第1段階と第2段階を行ったり来たりします。疲れがたまってきたと感じたらその都度回復に努めることが大切です。

一方で、先ほどの会社員のケースのように自信が急降下したときは、すでに疲労の第2段階や第3段階にある可能性が高いので、しっかり時間をかけて疲労を回復していく必要があります。

まずは、しばらく刺激から離れ、過剰な活動を控えて、ゆったりとしたペースで生活を送ってください。

56

自信の回復にはスキルアップより軽い運動がお勧め

自信を回復する2番目のステップでは、体を動かして体力をつけます。

自分にはこれができるという第1の自信や、自分の能力や生き方に関する第2の自信を回復するためには、スキルを身につけたり新しいことにチャレンジすればいいのではないかと思うかもしれませんが、それでは逆効果になってしまうことが多いのです。

抑うつ状態になって自信が低下した人が、突発的な行動をとることがあります。起業しようとしたり、資格を取ろうとしたり、海外旅行に行ったりするのです。元気なときには、これらはすべて自信回復の特効薬になります。しかし、憂鬱な気分を払拭しようとしてこのような行動をとると、エネルギーの消耗に拍車をかけてしまいます。

しかも、疲労がたまっている状態では、判断力も鈍っています。やることなすことポイントを外して、うまくいかないことのほうが多いのです。エネルギーがますます減り、疲労がさらに蓄積された上に、自信まで失いがちです。

コロナ禍で、この機会にと資格取得の猛勉強をして失敗し、「お金をムダにしてしまった」

と落ち込む人もいたでしょう。それには、こういう背景があったのです。

だからといって、何もやらないでいては、自信は回復しません。そこでお勧めなのが、体を動かして体力をつけることなのです。

体を動かして「自分はできる」とシンプルに感じることが、第1と第2の自信の回復につながります。

とはいえ、ひざや腰を痛めるほど激しい運動をするのは禁物です。がんばりすぎる傾向のある人は、激しい運動で自信を高めようとしがちですが、それではオーバーワークになって消耗し、自信を失ってしまいます。

最も無難なのは、散歩です。初めは10分ぐらいでもいいので、徐々に時間を延ばしてみましょう。翌日に疲れが残らない範囲で行ってください。

また、無理のない筋トレやストレッチなどもお勧めです。いずれも、やりすぎないように注意しましょう。

運動があまり好きではないという人は、ラジオ体操や呼吸法、ヨガ、ピラティスなどでもいいですし、実用を兼ねて、掃除や料理でもけっこうです。

とにかく体を動かすと、原始人的に自信が復活しやすいのです。

57

信頼できる人が1人でもいれば自信は取り戻せる

自信を回復するためには、まず疲労を回復し、体を動かして体力をつけること。そして、最後のステップで、人とゆるやかにつながって第3の自信を回復します。

人とのつながりは、自信を下支えします。

以前は、嫌なことがあって少し自信を失っていたときでも、会社に行けば同僚がいて、趣味の合う仲間同士で集まることも簡単にできました。もちろん人付き合いは楽しいことばかりではありませんが、ワイワイやっていることで気持ちがずいぶん晴れて、いつのまにか自信も回復していたのです。

しかし、コロナ禍で人と簡単に会えなくなると、人とのつながりで自信を回復するということが難しくなってしまいました。

自分に居場所がないと感じることは、実は生命に直結するほど重大なことなのです。

例えば、私のところにカウンセリングに来る方の多くは、抑うつ状態が悪化して死にたい気持ちが出てくると、決まって「私には居場所がない」と言い始めます。

うつになると、人や社会が怖くなり、安全な居場所が感じられなくなるのです。

居場所について原始人的に考えてみましょう。

何らかの原因で弱ってしまうと、原始人的には、襲ってくる猛獣から身を隠さなければなりません。怖いのは、猛獣だけではありません。敵対する部族から襲われることもあるのです。ですからどこかに「安全な居場所」が必要になります。

「安全な居場所」とは、単なる場所のことではありません。場所だけあっても、1人の状態だと襲われるリスクは減りません。食料も1人で確保しなければならないし、夜も1人で警戒しなければならないから、眠れなくなります。

ところが、仲間が1人現れただけで、状況はずいぶん変わります。2人ならなんとかなるような気がするのです。これが、「安全な居場所」という第3の自信の働きです。

もともと人間は、単体で生きるようには作られていません。爪も牙もなく、肌も露出していて、逃げ足だって遅いのです。じゃあどうやって生きていくかというと、人間同士の「情報交換」です。複数の人で協力すれば、さまざまなことに対処できます。

ですから、自信を回復する最後のステップでは、ゆるやかでいいので人とつながり、自分に居場所があると実感することを目指しましょう。

58

「人に頼るのはよくない」という思い込みは教育のせい

自信を回復する最終ステップでは、人とのつながりを取り戻します。

人は、仲間が1人いるだけでも、ずいぶんと気持ちが楽になり、これからやっていけるぞという自信が芽生えてきます。

例えば、エベレストの単独登頂はとても難しいものですが、2人での登頂だとそれだけでかなり楽になるそうです。背中のザックを開けるのにも、1人だと1回下ろさないといけませんが、もう1人いれば、開けて荷物を出してもらえますよね。ハシゴをクレバス（氷河の裂け目）に渡すのだって、もう一方が押さえておいてくれます。これだけで、エネルギーの消耗は全く違うのです。

自信をなくし、気持ちが弱っているときこそ、人に頼ったほうが回復が早くなるのに、どこかで「人に頼るなんてダメだ」と思ってしまう人は多いでしょう。

これは私たちが「1人で問題を解決できる子はえらい」と子どもの頃から教えられてきたからだと思います。大人にとっては、子どもはなるべく早く成長してほしい、独り立ちしてほしいので、1人でできるようになりなさいと繰り返し教えます。

また、「個性を尊重する」という価値観も影響しています。自分は自分、人は人。自分の問題は自分で解決すべきという「自己責任感」が強くなりすぎると、人に頼れなくなってしまうのです。

そもそも人は1人では生きていけません。そんな生き物としての基本を現代人は忘れがちです。社会は頼り合うことで構成されています。社会保障制度だってそうですよね。ですから、学校では「ときに人に頼っていい、頼るべき」ということをきちんと教えなければならないと思います。

とはいえ、疲労がたまっているときは、人と会うのが苦手になることもあります。疲れていて気持ちに余裕がない状態だと、集団の中にいることが怖くなります。例えば、PTAとかママ友の集まりでは、疲労がたまっているときは周りが猛獣のように見えてしまうことすらありますよね。

だからこそ、人に頼ったり人と話したりする前に、第1ステップで疲労を回復し、第2ステップで体力を回復させる、という前提条件が大切なのです。そのあとであれば、ある程度落ち着いて人とつながりを作ることができるはずです。

59

自分の心の矛盾に気づくためにも人とつながる

自信がなくなっている人には、「人が怖くて仕方がないのに周囲の人には自信満々に見える」というパラドックスが起きることがあります。

原始人的には、攻撃されることを予防するために、強そうに見せないといけません。だから、自信がない状態でも「大丈夫です」「仕事、全然できます」と無理をしようとします。これを私は「表面飾り」と呼んでいます。

心には、意識レベルと無意識レベルがあります。意識レベルでは自分は自信があると思いたいのに、無意識レベルでは恐怖心でいっぱい、ということが当たり前のように起きるのです。自分の気持ちにフタをしたまま活動を続け、結果として、あるとき急に崩れてしまう人も少なくありません。

また、パワハラをされているのに、カウンセリングでは「上司が大好きです」「語気はきついけれど愛情があるから、気にしていません」と言う人もいます。そんな人が、話をするうちに、涙を流しながら「くそっ、あの野郎、本当は逃げたいし、できるなら殺してやりたい」なんて言い始めることもしょっちゅうあります。

これこそが、人に話すことで味方を得て、表面を飾る必要がなくなった状態なのです。

このことからも、人に頼ることが大切だとわかるでしょう。

これは、刑事ドラマで「カツ丼」を出された被疑者が、空腹を満たしたあとに、真実を語り出すことと同じですよね。

ところで、自信回復の最終ステップでは、どうやって人とつながればいいのでしょうか。もともと知り合いの多い人なら、周囲に声をかけて話を聞いてもらえばいいでしょう。でも、人付き合いをあまりしない人の場合、「つながれと言われてもどうしたらいいのか」と思ってしまいそうです。

一昔前だと相手を見つけにくかったのですが、今はネットの時代なので、やり方はたくさんあります。ネットで探すといろいろなグループが見つかるので、自分の趣味や興味に合ったグループを探してみましょう。

大げさに考えずに、まずは気楽にＳＮＳで参加して、様子をうかがってみればいいのです。それが第一歩になります。

メールを開いても広告のメールしか来なかったような人が、「どうしてる？」「また話しましょう」とやりとりするようになるだけで、すごく元気になるものです。

60

自信が低下しているときに試したい「サイコーの評価法」

会社にいるときは、嫌でも自分のことをあれこれと評価されたものです。ところが、人生の後半を過ぎて、組織に所属しなくなると、自分の評価は自分でしなければならなくなります。

これまで社会でがんばってきた人ほど、厳しく自己を評価する癖がついています。しかし、ただでさえ自信がなくなってくるこの時期に、厳しく自己を評価していては、ますます自信が低下してしまいます。

自信を失わないように、前向きに自己を評価するということが得意な人は、実は少ないかもしれません。

そこで、お勧めしたいのが「サイコーの評価法」です。

今日1日を振り返り、「良かったことを3つ」「悪かったことを1つ」、そして悪かったことに対する「今後の対策を1つ」を挙げるというものです。3（さん）、1（いち）、今後（こんご）の頭文字をつなげて「サイコーの評価法」というわけです。

サイコーの評価法

①1日の中で良かったことを3つ探す
②悪かったことを1つ探す
③悪かったことに関して今後の改善策を1つ考える

良かったことは、どんなことでもいいでしょう。昼ご飯がおいしかった、久しぶりに友人にメールした、散歩中にきれいな花を見つけた、など、小さな「良かった」を発見してください。悪いことも1つだけ挙げて、その改善点をあわせて考えることで、「よし、大丈夫」と思うことができます。これを習慣づけると、とっさのトラブルにも、少しポジティブ寄りの考えができるようになってきます。

サイコーの評価法は、歩きながらでも、お風呂に入っているときでも、いつでもできます。私は、寝る前のルーティンにするのがいいと思っています。サイコーの評価法によってポジティブなイメージを抱きながら眠ると、翌朝のすっきり感が違うような気がします。ぜひ、日々の心のお手入れとして続けてみてください。

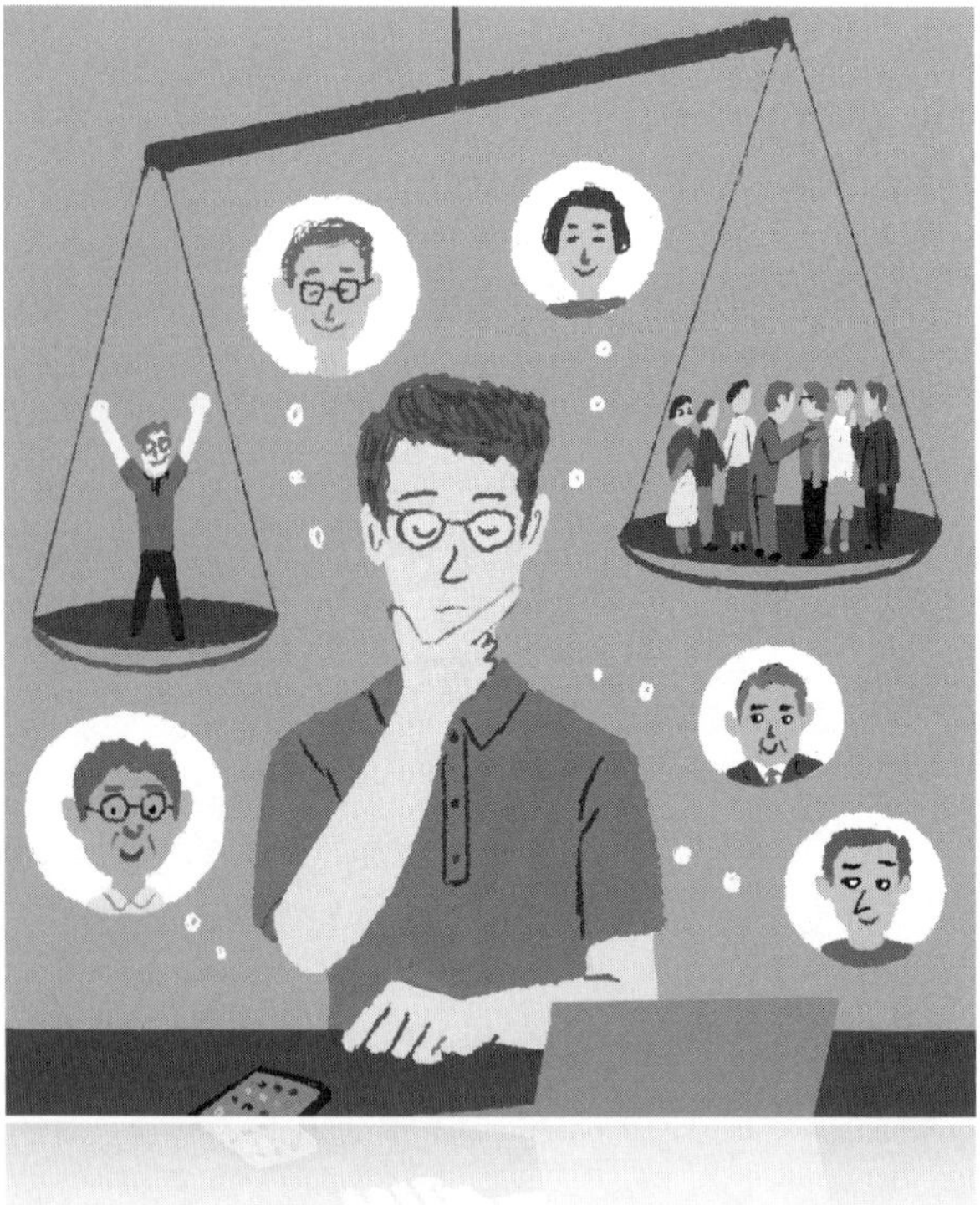

第5章

「気の合う友人」は無理に探さない

61

定年後に人とつながる第一歩は「興味のあること」で踏み出す

人生の後半では、「人とつながる」ことがより大切になってきます。悩み事があるときに気楽に話せるつながりがあると、とてもありがたく感じられます。

特に定年後は、人と関わる機会が減り、社会的に孤立するケースも増えてきます。人間関係のほとんどが仕事に関連したものだった場合、定年後に人との関わりが一気に失われてしまうこともあるでしょう。

しかし、いざ新たな人間関係を築こうとしても、どこから始めたらいいかわからないという人も多いのではないでしょうか。

中には、もともと人付き合いが苦手で、仕事場ではそれが目立たずに済んでいただけ、という方もいらっしゃいます。

そんな人が新たな縁を作るためには、興味のあることを検索して、フェイスブック、ツイッターといったSNSのグループなどに登録することから始めてみるといいでしょう。

しかし、それまでSNSを経験したことがない人にとっては、それ自体ハードルが高いかもしれません。

面識のない人と会話をするとき、具体的な用事や質問があればやりとりしやすいのですが、SNSでの会話は特に用事のない挨拶のようなものも多いですし、SNSでは不意に攻撃される危険性もあります。そういったことを懸念して、SNSは避けているという人もいるかもしれません。

しかし、改めて思い出してほしいのですが、かつては自分と同じような趣味嗜好《しこう》を持つ人と出会うのは、とても難しかったですよね。近所付き合いや、消防団、婦人会のようなつながりはあるものの、そこではごく限定された人にしか出会えません。地方の人口の少ない地域に住んでいると、本や映画、音楽、創作など、似たような趣味を持っている人を見つけるのは大変でした。興味のある分野の雑誌を買って、個人情報丸出しで仲間を探すしかなかったのです。

それと比べたら、今はネットという大きいツールがあります。出会いのハードルは本当に低くなっていますし、自分と合わないなと思えばつながりを絶つこともできます。

ですから、これを利用しない手はありません。勇気を持って第一歩を踏み出してみましょう。

62

「自分と波長の合う人」ではなく「活発な人」を探す

世の中は面白いもので、人とつながる機会が限られていた昔は、お節介を焼くのが好きな人がいて、結婚したいけど出会いがない、という人がいたら無理やりお見合いの段取りをつけたりして、縁をつなげてくれたものです。今はそういった煩わしさから解放された半面、自ら望んであれこれ動かないと、つながりができない時代です。

私は、何か新しいことに挑戦したいのに立ち止まってしまっている人には「トータルの苦しさ」で考えてみることをお勧めしています。

新たなつながりを持つことで得られるメリットよりも、SNSなど未体験のものに挑戦することに対する労力や不安のほうが大きいと思ったら、一歩を踏み出さなくてもいいのです。人とのつながりは大切なものですが、酸素のように必須のものではないので、なくても生きていけます。

しかし、挑戦する労力や不安が思ったより小さければ、やってみる価値はあります。

SNSでは活発に活動しなくても、自分が好きなジャンルのウェブサイトやブログを探してみて、その読者になるという方法もあります。コメント機能があればコメントしてみれば、相手からリアクションがあるかもしれません。それだけでも交流です。

SNSなどよりも、リアルな交流を中心にしたほうが自然でとっつきやすいと感じる人もいるかもしれません。そんな場合も、セミナーや懇親会など、リアルな集まりをネットなどで探すことができます。実際に会ってから、メールアドレスを交換して仲良くなっていくという方法もあるでしょう。

このようにして新たな人付き合いを始める際のコツは、自分と波長の合う人を探そうとしないことです。普通は逆で、波長の合う人を探すのがいいと思うかもしれませんが、実際はちょっと違うようです。

コミュニケーション下手な人と波長の合う人は、同じようにコミュニケーション下手なことが多いですよね。集団の中でもぽつんとしているから、「あ、同類だ」と思って、最初は声がかけやすいのです。運よく付き合いが続くこともあるでしょう。ただ、お互いに人見知りなので、その後の人脈の広がりはあまり期待できません。

逆に明るくバイタリティのある人、人の輪の中心にいるような人に近づきましょう。そういった人がふと1人になっているようなタイミングで話しかければ、明るく受け入れてくれやすいし、その後も誰かとのつなぎ役になってくれたりもするのです。

63

「職場での価値観」を押し通そうとする人は孤立する

人とのつながりは、やはり自分から動かないと生まれません。

年齢を重ねてくると、自発的に動くために必要な気力や体力が低下してきて、見知らぬ人に対する恐怖感も高まってきます。

そんなときに新しいつながりを作ろうと思ったら、自分よりも元気がありそうな人とまず付き合うのがコツです。もちろん、最初に声をかけるときは少し勇気が必要ですが、うまくいくことが多いのです。

新たな付き合いを築くときに、持てるエネルギーをすべて注ぎ込んでがんばりすぎてしまう人がいます。他の人とペースを合わせられず、空回りして孤立してしまい、とうとう引きこもってしまうこともあります。エネルギーを消耗し尽くしてしまうと、「人と関わるのはもうごめんだ」と、孤独な老人になるパターンです。

エネルギーを注ぎすぎて失敗するケースでよくあるのは、職場で仕事をしているときと同じような価値観を押し通そうとすることです。

組織の場合は、同じ価値観や目的が共有されています。しかし、地域や趣味などのコミュニティは全く異質なものです。

その代表格が、ＰＴＡです。ＰＴＡの組織は、一部のやる気のある人のほかは、仕事をしている人、介護をしている人など、さまざまな事情があってやる気のレベルもさまざまです。

私はテニスが趣味で、よく1人で壁打ちをしているのですが、ゲームをするためのコミュニティにも属しています。そのコミュニティのメンバーを見ていると、「雨がどのくらい降ったら試合を中止するか」という判断1つをとっても、価値観が本当に人それぞれなのだなと感じます。

雨が降っても、気温が34度の猛暑日でも、ゲームを決行したいという人もいれば、降水確率が30％でも「今日はダメですね」と言う人もいます。

そんな集団の中で「予定していたのだからやります。みなさんの弁当も用意しておきました」などと自分の考えをゴリ押しするのは無理があります。

価値観が異なる人たちが一緒に活動をするコミュニティで長く付き合いを続けていくには、さまざまな価値観に対して寛容になる必要があるのです。

64

新たなつながりを築くときは「自分の色」を少しずつ出す

子どもは無邪気ですから、「みんなとすぐに仲良くなりたい」という気持ちがあります。もちろん、その裏返しで「仲良くなれなかったらどうしよう」という転校生のような不安もあわせ持っていて、ドキドキしながらぶつかっていきます。

一方で年齢を重ねた大人には、人と仲良くなるための「作法」が備わっているべきです。リアルな場で交流するときは、参加者の様子を観察しながら、少しずつ自分の色を出していきましょう。いきなり自分を出しすぎると、うまくいかないことが多いからです。

同時に相手のことも尊重し、ゆっくり交流を深めていくといいでしょう。

全くつながりのない状態からでも仲良くなりやすいコミュニティと言えば、一緒に行動したり、体を動かすものがお勧めです。簡単なボランティア、スポーツ系、ハイキングなどがいいでしょう。

そういったコミュニティには、新たなつながりを求める同じ世代の人も多いですから、勇気がいるかもしれませんが、「ちょっと試してみよう。合わなかったら別のものを探せばいい」ぐらいの感覚で挑戦してみてください。

「ハリネズミ理論」というものがあります。人は1人だと寂しくて誰かに近づきたくなるけれど、近づきすぎるとチクチクして痛くなります。ハリネズミのように、近づきすぎるとお互いのトゲが相手に刺さってしまうのです。

このように、人付き合いはいいことばかりではなく、嫌な思いをすることだって当然あります。

でも人は、やっぱり誰かと付き合わないと、生きる価値を感じにくい動物なのです。

新たなつながりを求める同じ世代の人が集まったコミュニティでは、やはりこのハリネズミ理論のような問題が起きる可能性はあります。

ですが、それもお互い様。相手を尊重しながら、少しずつ自分を出していって、痛みをできるだけ少なくしましょう。

仕事から離れたリタイア後でも、人は「自分の存在は誰かの助けになっている、受け入れられている」と感じることが生きがいになります。職場ではなく、新たなコミュニティが、こうした実感が得られる居場所になる可能性は高いのです。

それぞれ自分のペースで、新たな関係作りを模索してみましょう。

65

プライドが高くて「圧の強い人」は敬遠される

50歳を過ぎてから、その後の長い人生を見すえて新たな人間関係を築くとき、「プライド」が邪魔をすることがあります。

勤務先の名前や肩書きをさりげなく主張したくなったり、相手に少しでも自分を良く見せようと虚勢を張ってみたり……。そんな行動をとってしまう自分に気づいて、自己嫌悪に陥ることもあります。

私たちはなぜプライドにしがみついてしまうのでしょうか。そして、上手にプライドを手放す方法はないのでしょうか。

新たに人付き合いを始めようとするときに、仕事をしているときと同じような価値観を押し通そうとすると、空回りして孤立するケースが多いのですが、これもプライドを手放せていないことが原因だと言えます。

組織で当たり前のように共有されていた価値観や目標を失うのが定年後です。このとき、もう1つ手放さなくてはならないのが、プライドではないでしょうか。プライドが強すぎると、仲良くなれそうな相手からも敬遠されたりします。

でも、自分を良く見せたいと思う気持ちは誰にでもあるはずです。プライドを持つことは、「自信」につながる大切な要素でもあります。

ところが、プライドばかり主張していると「圧の強い人」になってしまい、気がつくと誰もそばにおらず、孤立してしまう、ということになりがちです。

ただ、周囲から疎まれていても別に気にしないという人もいます。そういう人はそもそも悩みませんし、プライドを手放す必要もないわけです。その場合、周囲は大変かもしれませんが……。

人間関係に振り回されるより、「おひとりさま」でいるほうが楽だという人は、無理に人付き合いをする必要はないでしょう。

ですが、周囲から疎まれても気にしないという人は、どちらかというと少数派でしょう。多くの人は、不必要なプライドは手放したい、「圧の強い人」だとは思われたくない、と思っているはずです。

でも大丈夫です。周囲から疎まれると苦しいと感じる人は、その苦しさによって変わることができます。プライドだって手放すことができるはずです。

66

組織でわがままを許されてきた人はプライドを手放せない

プライドがあることで、人は自信を持つことができます。その一方で、プライドによって鎧のように身を固め、自分を守ろうとしていると、「変わりたい」と頭の中では思っていても、簡単には変われなくなってしまいます。

例えば、心の中では新たなつながりが欲しいと思っている人が、定年後にテレビやパソコンを眺めるだけの孤独の日々が続くのは嫌だと思って何かの会合に参加したけれど、「プライドが高い人」と敬遠され、落ち込んでしまうということもあるでしょう。

人は歳をとったら丸くなる、とよく言われます。確かに、さまざまな人生経験を得て、多様な価値観を受け入れられるようになった人は、定年後も新たな環境でプライドを微調整していくことができるでしょう。

一方で、歳をとってもそれほど丸くならない人もいます。組織の中では、たとえわがままでも横柄でも、役割は与えられますし、仕事をすることで成長もできます。しかし、定年後は、そういった場がなくなるわけです。

組織のおかげで丸くならなくてもやってこられた人が、新しく参加したコミュニティで自分が「大切にされていない」と感じたとたんに怒鳴ってしまったりすることがあります。あとで「言いすぎた」と反省し、謝っても、「でも正しいのは自分だから」などと一言付け加えたりして、余計に嫌われるのです。

これがプライドを手放せない典型例です。

組織でディスカッションをして、相手を言い負かすことが生きがいだったような人は、定年後も誰かと言い争いになるとすぐに戦闘モードのスイッチが入り、相手をやり込めたくなるのです。再就職先などでも、自分の経験談ばかりを主張するのは、自分がそれまでに自信をつけてきたベースにあるプライドを手放すのが怖いからでしょう。でも、そのままでは確実に嫌がられてしまいます。

そういう人が変わるためには、ある程度悩んで、苦しむことが必要だと思います。人間には、「苦しくなければ変われない」という原則があると私は思っています。人が変わるのは、簡単ではないのです。

生きるステージが変わったのだということを自覚して、自分の鎧が人付き合いを困難にし、孤立の原因になっていると気づいたら、見直してみましょう。

67

人付き合いが苦手な人は「ロールモデル」の力を借りる

プライドをいきなりすべて手放すのは難しいのですが、プライドを微調整して、だんだんと緩めていくことは、それほど難しくはないはずです。そのためには、どこから手をつければいいでしょうか。

卵が先か鶏が先か、という話になってしまうのですが、私は「多くの人と付き合っていくことが、プライドを緩めるチャンスになる」と思っています。

なぜなら、自分の価値観といろいろな人の価値観をすり合わせる経験をすることによって、「人は本当にいろいろなんだな」ということを心の底から実感できるからです。

組織にいるときは気がつかないかもしれませんが、世の中には本当にいろんな人がいるものです。人の感情は時と場合によってころころ変わりますし、人はウソをつくこともあります。何を正義とするかは普遍的なものではなく、立場によってそれぞれです。

こういった「人間」に関するデータを、経験を積むことによって増やし、学習していくことで自分にも他人にも優しくなれます。プライドにしがみつかずに寛容になれるのです。

しかし、プライドが高い人がいきなり多くの人と付き合えるでしょうか。そんな人のために私がカウンセリングの場でお伝えしているのが「モデルの力」です。

ロールモデルになる人を何人か心の中に準備しておき、何かあったときは「こんなとき、あの人だったらどうする？」とイメージしてみるのです。

あの人だったらどうする？「モデルの力」

①いろいろなロールモデルを準備しておく
②腹が立ったり、人に威張りたくなったときに、その人だったらどう対応するかを具体的にイメージする
③イメージしたその人の対応の何が良いのか言葉にしてみる
④今、問題となっている場面で自分がその人らしく振る舞うイメージをする

腹が立ったときにはこの人、くじけそうなときにはこの人、謝りたいときにはこの人というふうに、いろんな場面で使えるロールモデルを用意しておくのがコツです。ロールモデルは、自分の知り合いでも、映画や物語の主人公でもいいでしょう。

68

身近な人をロールモデルにして謝罪してみる

自分はプライドが高く、人付き合いが苦手だという人は、ロールモデルを何人か想定しておき、何かあったときは「こんなとき、あの人だったらどうする?」とイメージし、人付き合いに活用する「モデルの力」を試してみてください。

初めは、ちょっとしたトラブルがあったときに、あとから「あの人だったらどうしたかな」と想像してみるといいでしょう。そして、次に同じようなことが起こったら、実際にロールモデルがやりそうな行動を自分がやってみるのです。

すると、その場をうまく乗り切ることができて、少し自信がついてくるでしょう。これを繰り返すと、「必死にプライドにしがみつかなくていいんだ」ということを経験から学んでいくことができます。

「モデルの力」を試したある人から、こんな話を聞いたことがあります。

互いにプライドが高く、絶対に謝らない関係性だった相手と、ある日トラブルになりました。「こちらが折れても変わらない」とあきらめ半分だったのですが、気さくに謝るのが上手な同僚をロールモデルとして意識しながら「昨日はごめん」と言ってみました。すると、相手は「ああ、自分も謝ろうと思っていたんだ」と素直に返事をしてくれたというのです。

このとき、その人の中で、人間についてのデータが上書き更新されたのです。そして、相手も実は少し傷ついていたことがわかりました。

このように、自分から動かないことには、ほかの人のデータは得られません。年齢を重ねていると、自分の価値観が強くなっていって、なかなかデータが更新されず、行動を変えられません。そんなときに、ふとロールモデルになり代わることで、これまでとは違う行動をする一歩を踏み出すことができるのです。

この「モデルの力」をどれぐらい繰り返せば、自分を変えることができるでしょうか。私は、「40回、400回の法則」と言っています。例えば、プライドを主張しすぎて誰かを傷つけてしまったとか、人と言い争いになったときなど、深刻なケースなら「モデルの力」を40回やると人は変われます。それほど真剣ではない場合は、チリも積もればで400回が必要です。

そんなに回数が必要なのか、と驚くかもしれませんが、人間はそれほど変わることが難しい生き物なのです。

69

「人はそれぞれ違う」と知り、プライドを緩めていく

私自身も、自分のプライドでは苦労しました。

私は鹿児島出身の九州男児で、学生時代は厳しい部活で鍛えられた、防衛大学校出身の自衛官でした。

これだけの条件がそろえば、価値観もカチカチになるのはおわかりでしょう。

かつての私は「こうあるべきだ」という意識に縛られ、プライドも高かったと思います。

でも、そんなプライドが緩んできたのは、40歳の頃からカウンセリングで多くの人に出会ったおかげです。人はそれぞれ違うし、それぞれに素晴らしいものを持っているのだと気づいたことで、プライドが緩んできたのです。

私が仕事としているメンタルヘルス分野においても、自分のことを「すごい奴だ」とは思っていません。自分を買いかぶらないし、卑下もしないようにしています。

もちろん、自分の仕事によってある程度、影響力を発揮できている自負はありますが、自分の主張することは絶対ではなく、ほかの人の考えが正しいことだってたくさんあると

思っています。自分が間違っていたと気づいたら、教えてもらえばいいのです。

そのぐらいの気持ちでいると、必死になってプライドを守ろうとする苦しみから解放されるのでお勧めです。

私が今、趣味で続けているテニスだって、下手だから面白いのだと思っています。少しずつうまくなっていけるから、喜びを感じてハマることができます。

それと同じで、仕事においても「まだまだだな」と思っているから、吸収して成長できるのでしょう。

プライドは、定年後に新たな人間関係を築くのに邪魔になるだけではありません。定年前の組織でも、足かせになることがあります。

人生の折り返し地点を過ぎ、そろそろ定年が見えてきたという段階になって、予想もしなかった部署に異動になったり、給料が減らされたりすることもあるでしょう。

そんなとき、自分の気持ちやプライドを押し殺して毎日を過ごすことは、かなりのストレスになります。

定年前、まだ組織に所属している段階でも、凝り固まった価値観がストレスになってきていると気づいたら、やはりプライドを緩めていく必要があります。「こうあるべき」ではなく、「人はそれぞれなんだ」へと頭を切り替えましょう。

70

組織の中で人間関係に悩んだときは「感情を押し殺さない」

組織に所属していると、予想もしていなかった部署に異動になったり、そりの合わない上司や同僚と毎日顔を合わせなければならなかったりすることもあります。年齢を重ねてベテラン社員になると、年下の後輩が自分の上司になり、複雑な気持ちになる人もいるでしょう。

組織の中で人間関係が思うようにならない状況になったとき、どのように気持ちを立て直していけばいいのでしょうか。このような悩みに直面してカウンセリングを受けにやってくる方もいます。そんなときに、私は2つのお話をします。

①現実への対処と、感情への対処を分ける
②時間軸で感情の推移を見極める

不本意なポストに異動になったり、上司が年下の後輩になったりしたとき、「悔しい気持ちはあるけれども、現実は変えられないから受け入れてやっていかなければならない」と思う人は多いでしょう。しかし、悔しい気持ちをぐっと握り潰しても、悩みは消えません。がんばっていたのに異動させられたという悔しい気持ちや、年下の上司に対して「自分のほうが実力は上なのに」と思いながら従う気持ちは、人間としての自然な感情です。その感情をただ押し殺そうとすると、大きなストレスを生みます。

このようなときは、現実の問題から感情の問題を切り離します。つまり、「感情を押し殺しさえすればすべてうまくいく」という思い込みは捨て、感情は感情で否定することなく、認め、満たされる方法を探ればいいのです。

もう1つ、感情の推移を時間軸で見極めることも大切です。ショックなことがあると一時的に不安がぐっと高まります。しかし、人間というものは変化に慣れて適応していく生き物です。通常、ショックによるつらい感情は、1週間で半分に、1カ月で3分の1に収まっていきます。さらに、ショック後の疲労が解消され、本来の自分に戻るには6カ月かかると考えておきましょう。

まずは、こうした時間軸の推移をイメージするだけで、なんとなく落ち着けます。そして、この時間軸の中で「ただ感情を抑え込む」以外の感情との付き合い方を工夫するといいでしょう。

71

「不本意な異動」「年下の上司」…発想を変えて受け入れる

会社で不本意な状況に陥ったとき、自分の感情をぐっと押し殺して組織のために働こうとする人は多いでしょう。

しかし、それは大きなストレスを生み出します。例えば、思いもよらない異動があって、我慢して3カ月働いたところで、たまった疲労が噴出し抑うつ状態になってしまった、ということもありえます。

こうならないためにも、現実の問題から感情の問題を切り離すことが大切です。

がんばって働くことで承認を得て、仕事ができることがプライドだという人が、不本意な部署に異動になったり、年下の後輩が上司になったら、その悔しさは想像に余りあるものです。まずは、その感情を認めてあげます。すると感情は次第に落ち着いてくるので、例えば1週間後や1カ月後に、現実の問題を感情とは切り離して見直してみます。

現実の問題については、「現在の環境で自己実現できないだろうか」と発想を変える必要があります。見方を変えてみれば、どんな仕事にも面白いと思える部分があるものです。

また、会社の仕事は淡々とこなし、別のコミュニティに活躍の場を求めてもいいでしょう。それは、定年後の予行演習にもなります。

ただ、このように冷静に考えられるようになるためにも、まずは感情の整理が必要なのです。

「本当はこんな部署で働きたくないのに」と思いながら仕事をするのは、まるで中華料理店に入って「本当はパンケーキが食べたいのに」と言っているようなものです。中華料理店にもおいしいメニューはありますし、どうしてもパンケーキが食べたいなら、店を出てほかへ行けばいいのです。

不本意な部署に異動になったり、上司とそりが合わなくなったりして、転職を考える人もいるでしょう。つまり、「どうしてもパンケーキが食べたい」という場合です。

このように、現実の問題を具体的に考察し始めると、また感情があふれてきます。ただ、ショックを受けたときのような状態ではないので、折り合いはつけやすくなっているはずです。

しかし、なかなか整理がつかず、もし体に不調が出てくるようであれば、理性より感情のほうが無理をしていると理解して、現実の問題の解決を急いだほうがいいでしょう。

72

人間関係が「トラウマ化」したら相手から離れる

人間関係の悩みは、一筋縄ではいきません。これは、定年前でも定年後でも同じです。苦しくて仕方がなくなったとき、私たちは「この人間関係から逃げてはいけない、乗り越えなくては」と思い、ますますがんばろうとします。

しかし、いろいろ工夫しても事態が好転しないときは、その人との人間関係が「トラウマ化」している可能性があります。そうなると、悩みの対象の相手から離れることが現実的な解決策になります。

人間関係の悩みが深まってくると、不安のレベルがぐっと高まります。すると、同じストレス要因であっても、感じ方や傷つきやすさは、2倍や3倍になってくるのです。

異動などで環境が変わり、全くそりが合わない人が上司になり、そんな相手との関係に時間をかけてある程度慣れてきても、実は裏側で疲労が蓄積されていって、それがさらに感じ方や傷つきやすさに影響を与え、人間関係をもっと難しくしてしまうのはよくあるパターンです。

そのようなときは、どんな対策をとればいいでしょうか。単に疲労だけが問題なら、仕事の量を調整したりして、ゆっくり休めばやがて回復していきます。不安も減っていくでしょう。

しかし、人間関係が問題なのであれば、仕事量を少し減らしたぐらいでは対処できません。相手と普通に接するだけで、嫌な気配を2倍、3倍に感じます。ただ目が合っただけで「にらまれた」と思うし、誰かと話している姿を遠くから見るだけで「私の悪口を言っているんだ」と思うようになります。

相手は特に何もしていないのに、職場に行っただけでずっとその嫌な刺激を受け続けるのですから、とても苦しい状態になります。

その人のことを思い出すだけでもつらくなるので、心の傷（トラウマ）になりつつあると言えるのです。これが人間関係のトラウマ化です。

こうなると、小手先の対処法では効果がありません。相手から離れるしかないのです。

もし、上司や同僚のように、毎日顔を合わせなければならない相手だったら、人事部に相談して、配置換えをお願いしたほうがいい場合もあります。

人間関係のトラウマ化とは、それほど深刻なものなのです。

73

パワハラやいじめの悩みは背後に隠れた疲労に注意

人間関係の悩みが深刻になったとき、相手から離れるしか対処法がなくなることがあります。そんな大げさな、と思うかもしれませんが、人間関係がトラウマ化すると、命に関わる問題になることもあるのです。

例えば、苦手な人がいるとき、「相手の言うことにも一理あるんだし、自分もいい大人だ。気持ちを切り替えて苦手な相手ともやっていかなくてはならない」と理性では自分を説得しようとします。

元気なときは、理性が優位になって、表面上は取り繕うことができます。しかし、その状態が長く続き、いつのまにか疲労が蓄積してくると、人間の本能が優位になってきます。まるで恐ろしい猛獣に狙われている原始人のように、「一刻も早く相手から逃げろ」と恐怖の感情があなたに訴えかけてくるのです。

人間関係が深刻化するケースは、いじめや、パワハラ、セクハラなどがその代表例でしょう。こうした問題が起こるたびにメディアで取り上げられますが、その苦しみの本質はまだまだ理解されていないと思います。

例えば、学校でいじめられた人が自死してしまうというケースを考えてみましょう。そのいじめは、何カ月か前に発覚していて、そのときはそれほど悪質ではないと判断され、指導者の下で話し合いが行われ、和解もしていました。指導後は明確ないじめは少なくなっていたのに、「どうしてだろう?」と周囲は自死の理由を理解できません。

しかし、いじめられた本人は、疲労が蓄積し、いつもより3倍も感じやすくなっていたとしたらどうでしょう。

その時点で人間関係のトラウマができてしまい、その後は実際のいじめがなくても、相手と目が合うだけで、あるいは目をそらされるだけでも、3倍ドキッとしたり、またいじめられるのではないかと体や心が反応するのです。

いじめにまつわる記憶が何度も繰り返し思い出されるたびに、心は傷つきます。

そうして傷が深まった結果、自死を選んでしまう……。

このように、いったん深刻化した人間関係の問題に対しては、小手先の対処法は効果がなく、相手から離れることが唯一の解決策になる場合も少なくないのです。

74

悩みが深刻なときは「悩んでいる自分」を責めない

人間関係の悩みが深刻化したとき、「みんなつらくても乗り越えているんだから」とか「今だけ耐えれば、なんとかなる」と頭で考えて乗り切ろうとする人がいます。これは、元気なときなら有効かもしれませんが、弱っているときは逆に苦しみを増やしてしまいます。

疲労だけが問題なら、仕事量を減らすなどして十分に休養をとれば改善します。しかし、人間関係にともなう警戒心や恐怖心は、仕事量を減らしても休養をとってもなかなか変化しません。だから、「どうしてもここは合わない」と思うのであれば、その場を離れること、つまり転職して職場を替えることが必要な場合もあるのです。

しかし、私がカウンセリングでそうお話しすると、相談に来た方は必ずといっていいほど、「悩んでいる自分」のほうを責めるのです。

「工夫すれば乗り越えられるのではないか」「どうしてもっと強くなれないのだろう」とこだわります。人間には自分への期待値があり、「いろんな困難はあったとしても、心を切り替えていけるはず」と思いたいのです。

そのようなとき、私は、「トラウマ化してしまった人間関係に対しては、乗り越えようとしても無理ですよ。人は人を恐れるものなのです」とお話しします。

原始時代のとき、人は本当に人を殺していました。

職場の上司や同僚で、その人と顔を合わせるだけで動悸がするくらい人間関係がトラウマ化してしまった相手に対しては、原始時代でいうなら「この人は自分を殺すかもしれない」と本能的に感じているわけです。

あなたの本能は、「この人は自分を殺すかもしれない」と思った相手を、簡単には忘れないようにするでしょう。そうしないと生き残れないからです。

だからこそ、理性では「相手をこんなに怖がるなんておかしい」と考えても、感情のレベルではそれを拒否するのです。

人間関係がトラウマ化して苦しい状態にあるときは、「悪意はないはずだ」「相手にもいいところがある」と、なんとか善意で考えようと努力することで、逆に葛藤が大きくなり、疲れ果てて、抑うつ状態につながる恐れもあります。

原始人的には、一度自分に対して攻撃的になった相手には、できるだけ会わないほうがいいと本能が判断します。そうやって慎重であるほうが、自分の安全を守る確率を高められるからです。

75

「人は一貫しないもの」ということを肌で実感する

職場でも職場以外でも、良い人間関係を築くためには、凝り固まった価値観を解きほぐし、プライドを緩めていく必要があります。

そのためには、いろんな人に会って、「人は本当にいろいろなんだ」と実感することが効果的です。

人は、本当にいろいろで、聖人君子などいません。いろんな感情や欲求を持ち、ずるいところもあるし、弱くて不器用なところもあります。

私自身、いろいろな人に会うことで、その実感を得ました。これを「人の心の15の特徴」としてまとめ、カウンセリングでみなさんにもお伝えしています。

人の心の15の特徴

①人は一貫しないもの

②感情や欲求はなくせない

③人はエネルギーを使いたくない（怠けたい）もの
④人は成長したいが、なかなか変わらない、成長しない
⑤でも、人は変われるし、変わりたい
⑥人間関係のトラブルは当たり前に起こる
⑦人はそれぞれ、正義もそれぞれ
⑧人は自分を基準に他者の内面を決めつけがち
⑨人は他人をコントロールしたがる
⑩人の言動、反応にはそれなりの理由がある
⑪人は物語を見つけ、安心したい
⑫人は子どもの心の強さを求めがち
⑬人は論理的・客観的でありたい
⑭人は自分を責めやすく、自信を持ちにくい
⑮人は過去の記憶と将来の不安にとらわれやすい

自分はここがダメだと思っていても「それも人間らしい特徴の1つ」なのです。そう思えば、気持ちが楽になりますよね。

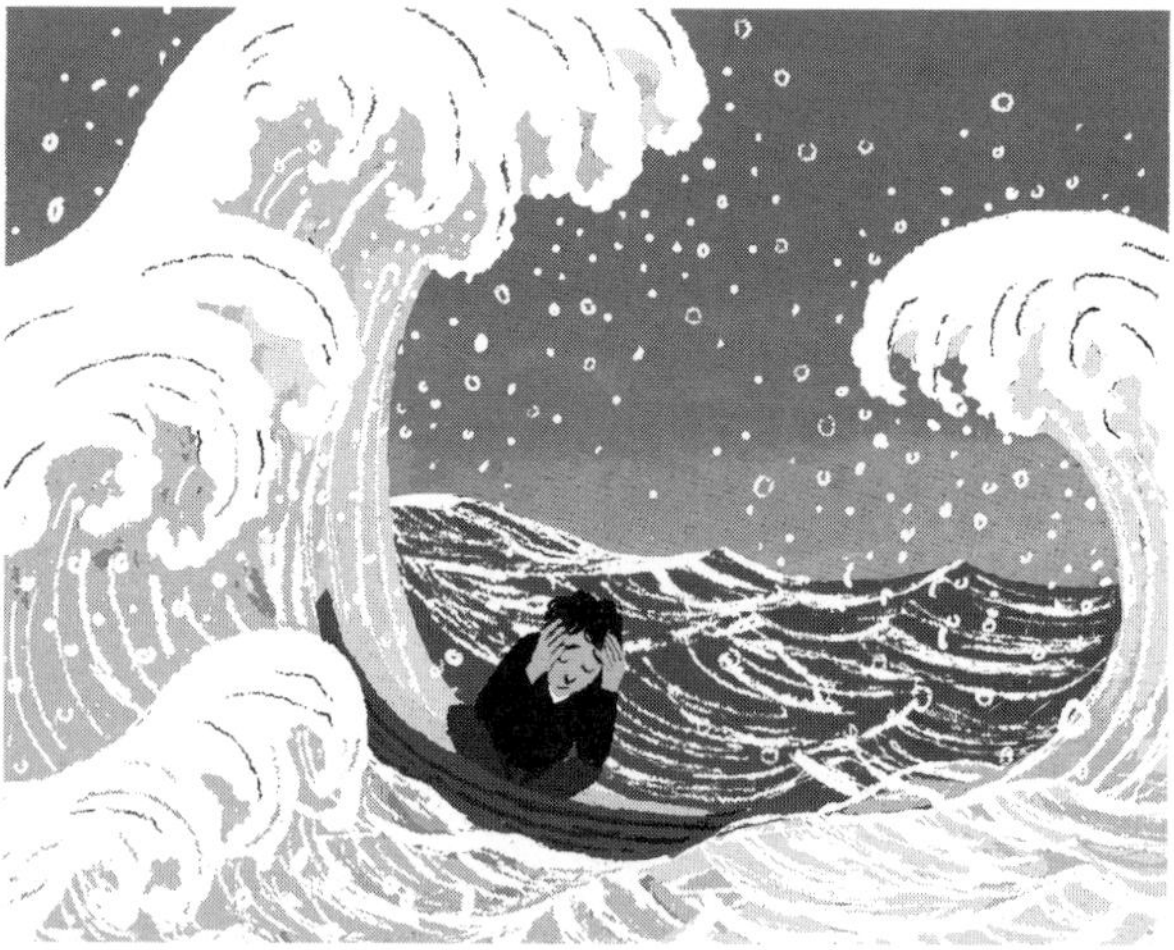

第6章

「うつ」は「原因探しと対策」が悪化を招く

76

真面目な人ほど「気持ちの波は良くない」と思い込む

年齢を重ねるとともに、やる気や気分の浮き沈みが激しくなり、いつもより傷つきやすい状態になることが増えてきた、という人は少なくないでしょう。

こんなとき、真面目な人ほど「ムラがあるのはよくない」と考えがちです。人間はどんなときも首尾一貫しているべきだ、態度がコロコロ変わるのはよくない、仕事への意欲は一定であるべき、という固定観念がある人は多いかもしれません。

しかし、年齢を重ねると、いつも晴れ晴れとした気分でいることが難しくなってきます。ちょっとしたことでイライラしてしまったり、やたらと不安に感じたり……。うつっぽくなるというほどではないけれど、小さなストレスでもその影響を以前より大きく受けて、心の浮き沈みを感じるようになってきた、ということはないでしょうか。

浮き沈みが気になり始めると、調子がいいときにも「今はいいけどまた落ちるのでは」と思ったり、しんどいときには「ずっとこの状態が続くのかな」と不安になったりもします。これは、人生の後半において、よくあることなのです。

それなのに、ムラがあるのはよくないと考え、その原因を探したり、やたらと対策をとろうとしたりすると、結果的に心の浮き沈みの波を大きくしてしまう可能性があります。

人間も生き物ですから、がんばったあとは疲れるものだし、浮き沈みはあって当たり前なのに、ことさらに波が気になる人は、「一貫性を欠いてはならない」という価値観が強くなりすぎていないか、立ち止まって考えてみてください。

そもそも人間は感情的な生き物だし、体調の変化もあるし、時々の都合もあるので、一貫しないものなのです。以下のような思い込みがないか、チェックしてみましょう。

・大人として、社会人として、やると言ったらやる、言行一致であるべき
・約束は守るべき、うそをついてはいけない
・仕事への意欲や情熱はずっとキープすべき
・いつも笑顔で、寛容でなければならない

もちろんこれらは、社会生活を営む上で大切なことなのですが、「波があってはダメだ」とこだわりすぎると、予定通りに仕事がこなせなかったり、納期が遅れたり、人に対して寛容でいられないときに、過剰に自分を責めるようになってしまいます。

77

疲労の第2段階にあると気持ちの波が大きくなってくる

人生の後半になると、気持ちの波が顕著になってきます。それは「エネルギー」が低下してくるからです。

体を動かしたり、意欲を維持したりするのに必要な力のことを、私は「エネルギー」と呼んでいます。このエネルギーは年齢とともに低下してくるのです。

疲労には3つの段階があり、段階が進むと気持ちの波の大きさが変化します。疲労の第1段階は、休むことによって回復できるレベル。第2段階は、うつっぽくなり、イライラし始めるものの、気合いでなんとか乗り切ることができるレベル。第3段階は、日常生活に支障が出る抑うつ状態です。

50代以降になると、もともとのエネルギーが減っているので、少し無理をするだけですぐに疲労の第2段階になってしまいます。第1段階では波はほとんど感じませんが、第2段階では波が大きくなってきます。

第2段階では、まずやる気を持続できなくなります。この段階では、本能は体を休ませようとするので、これ以上がんばれないように、やる気は自然となくなるわけです。このやる気の低下は、日常生活や仕事に地味に影響してきます。

疲労の第2段階では、感じる疲労やストレスが2倍になり、冗談半分で言われたことでも受け流せなくなり、くよくよ思い悩んだり、いつまでも腹を立てたりしてしまうようになります。

ところが、このようにやる気がなくなり小さなことで落ち込んだとしても、第2段階ではまだエネルギーが残っているので、必死に気合いを入れて気分を変えれば、日常生活を送れるのです。

第2段階では、気合いを入れることで無理して気持ちのレベルを戻すことができるのですが、それは短い時間しかキープできません。そして、その状態を維持できなくなると、気持ちがガクンと下がる、ということを繰り返してしまいます。

これが「波」や「ムラ」を感じる基本的なメカニズムです。

つまり、「波が気になり始めた」人で、「やる気が持続できない」「傷つきやすくなったように感じる」という人は、疲労の第2段階、しかも限りなく第3段階に近いところにいます。このことにまず気づくべきでしょう。

78

「原因探しと対策」がメンタルの落ち込みを悪化させる

気持ちの波が大きくなってきたとき、私たちは疲労の第2段階にあります。この段階では、第1段階と違い、通常の休養では回復できません。2倍の時間をかけて疲労から回復しなければなりません。数日間、しっかり睡眠をとるとともに、栄養のあるものを食べ、激しいアクティビティは控えましょう。

そういった対処をとらずに疲労の第2段階の状態が長く続いてしまうと、やがて第3段階に落ちていきます。第3段階になると、これまでとは別人のように動けなくなり、それはそれでつらいのですが、波自体は収まります。というのも、落ちている気持ちを上げるエネルギーがもはやないからです。

ですから、気持ちの波が出てきたときは、第3段階に落ちる前に気づき、休んで疲労を回復させなければなりません。

疲労の第2段階でしっかり休まずに、第3段階へと落ちてしまう人には特徴があります。それは、性格が真面目で、「こうあるべき」という思い込みがあり、第2段階で気持ちの波があると、その原因を追求して、克服しようとしてしまうタイプの人です。

気持ちの波があるのは、「自分の性格が弱いから」「能力がないから」「責任感がないから」などと原因を決めつけ、自分を責めるのです。

そして今度は、その原因を解決するための「対策」をとろうとします。責任感がない、アイデアが出ない自分を変えるために、役に立ちそうな本を読んだり、セミナーに参加したり、体を鍛えるためにジムに入会したりします。でも、エネルギーが落ちて疲労の第2段階にある人がそんなことをしたらどうなるでしょうか？　エネルギーはもっと低下し、やがて第3段階へと落ちてしまいます。

気持ちの波があるのは、疲労の第2段階にある証拠です。それでも「いや、自分はそんなに疲れていない」と思ってしまう人は、スケジュール帳を開いて直近まであなた自身にかかっていたストレスをチェックしてみてください。ハードな仕事、クレーム対応、気を使う人間関係……。仕事だけでなく、家庭の問題、環境の変化、不安や気疲れ、天候の不順、長時間の移動、ちょっとした事件や災害……。先週や先々週だって、あるいは数カ月前から、ハードな案件が続いていたことに気づくかもしれません。

しかも、疲労は遅れてやってくることが多いのです。疲労がたまりすぎる前に、しっかりと休息をとりましょう。

79

過去を振り返らない人はうつ症状の対処が上手くならない

年齢を重ねると体力も低下していくので、疲労がたまりやすくなります。すると、気持ちの波が大きくなり、浮き沈みを経験することが増えてきます。波をコントロールできたらいいのですが、なかなかそうならないため、焦りも出てきます。

人生は、いろいろな試練の繰り返しです。うつっぽくなったときでも、浮いたり沈んだりという経験を繰り返して、少しずつ対処が上手になる人もいます。

例えば英国首相だったウィンストン・チャーチルは、精力的に任務を遂行しつつ、繰り返しやってくるうつ症状に苦しみ、うつのことを「黒い犬」と呼んでいたそうです。おそらくチャーチルは、自分の状況を俯瞰し、「黒い犬がやってきても、それはやがて去って行く」ととらえることができていたのでしょう。

うつ状態になることを「黒い犬」と名づけることで、自分の波をことさらおおごとにとらえないという対処法を身につけていたわけです。

気持ちが落ちてしまう自分のことをダメだと思わず、「ああ、またあの黒い犬が来た」

と思えば、「仕方ないな、あいつがいるうちは自分は暗いんだ」とあきらめもつき、自分のことを責めないで済むところが賢い、と私は思うのです。

一方で、何度繰り返しても対処が上手にならない人もいます。毎回波に飲まれては、ダメージを受けてしまうのです。この波乗りが上手になる人とならない人との違いは、疲労から回復し、第1段階のレベルに戻ったときに、きちんと振り返っているかどうかだと思います。

波をなんとかやり過ごして元気になったときに、「気持ちが落ちて溺れていた自分」を振り返って観察してみると、わかることがあります。

人にはストレスをためるコップがあって、それがいっぱいになるとあふれ、気持ちが落ち込みます。ストレスが勢いよくコップに流れ込んできてあふれたときは、とてもわかりやすいでしょう。しかし、ほんの少しストレスが追加されただけなのにコップからあふれてしまった場合は、「ああ、気づかないうちに、すでにコップの中にはストレスがかなりたまっていたんだな」と気づくべきなのです。

こうしたことは、スケジュール帳を見ながら落ち着いて振り返らないとなかなか気づきません。「俺は過去は振り返らない、常に前を向く」なんて言っている人は、毎回気持ちの落ち込みにやられてしまいます。

80

気持ちが弱っている人を責めずに休める環境を整えてあげる

自衛隊における気持ちの浮き沈みへの基本的な対処法は、「できるだけコップにストレスをためないようにしておく」というものです。

自衛隊のような組織では、予期せぬストレスにさらされるのが当たり前です。ですから、生活を整え、コップに入っているストレスを事前に減らしておこうというわけです。日常生活におけるストレスをなるべく抑えるために、規則正しい生活や、清潔な休憩所、清潔なトイレ、寝具のある生活環境で温かい食事をとる、といった環境づくりを重視しています。人間関係のトラブルが生じても、できるだけ早く解消しておきます。

そしてもし、何らかの原因で感情の波が大きくなってきたら、環境を整えてしっかり休息をとって、復活を早めます。

家族や身近な人が波にさらされているときも、休める環境を整える手助けをすることが大切です。

ところが、それとは正反対に、弱ってしまった人のことを「おまえは弱い奴だ！」とか、「責任感や使命感が足りないからだ」と責めると、相手はさらに疲れてその場から逃げたくなってしまいます。

ただ休ませる環境を整えれば復活できるのに、よかれと思って間違った方向に相手を責め立ててしまう、というのは残念ながらよく起こることです。

カウンセリングでさえも、疲労と精神状態の関係をよく理解できていないカウンセラーが不用意に応援して、相手をがんばらせてしまうことがあります。

早めに休めば1週間で復活できたはずなのに、カウンセラーに励まされてもう少しがんばってみようと無理を続けたばかりに、1カ月休まなければならないレベルにまで落ち込んでしまった、という残念なことが起こります。

疲労の第1段階のときには、発想を切り替えてがんばれば元気になることがあっても、第2段階にまで落ちているときは、同じやり方で乗り切ろうとすることはマイナスになります。

疲労と心の状態は強くリンクしています。私たちは原始人の部分をたくさん持ちながら生きているのですから、気持ちが落ち込んでいる人から相談を受けたときは、「がんばれ」と励ますことには慎重になり、しっかりと休むことの大切さをぜひ伝えましょう。

81

うつがひどくなると人には相談できなくなる

長引くコロナ禍で身の周りに心の調子を崩した人がいると、元気になってほしいと思って「こうしてみたら?」とアドバイスしたり、深く考えずに「がんばれ」と言ってしまったり、「何でも相談してほしい」と相手に話すことを強要しがちです。

しかし、抑うつ状態がひどくなると、人は人を頼れなくなります。相手のことを思うのであれば、まずはうつになると人はどうなるのかということを理解しなければなりません。

誰かがうつになったとき、身近な人は「なんでそんなに苦しくなる前に相談してくれなかったの?」とやりきれない思いになるものです。しかし、うつが深刻化するほど、人は相談ができなくなり、助けてというサインを出せなくなるのです。

厚生労働省の労働安全衛生調査(平成27年)では、「自分の仕事や職業生活に関する不安や悩み、ストレスについて相談できる人がいる」とする人の割合は84・6%です。そのうち「実際に相談した」人は78・1%、「相談することによってストレスが解消された」とする人は31・1%、「解消されなかったが、気が楽になった」は59・2%となっています。

このように、通常は悩みがあれば多くの人が相談し、悩みを解消できています。

ところが、もっと症状が進むと全く逆のことが起こります。日本財団自殺意識調査（平成28年）では、死にたい、という自殺念慮があったときに「相談しなかった人」は73・9％に及びました。そして、1年以内に自殺未遂経験がある人のうち、自殺未遂の前に「誰かに相談しなかった人」は51・1％でした。つまり、うつが深刻になると、半数から7割の人は「人に相談をしない」のが現実なのです。相談できない、といったほうが正確かもしれません。

あまり知られていませんが、うつになると一時的に、本来その人が持っている性格とは関係なく、ある方向に性格が変わってきます。

そんなうつ状態の人が勇気を振り絞って誰かに相談しても、多くの場合、相手から「アドバイス」を受けてしまいます。

すると、それをやらなければならないという負担感や、つらくてそれをやれないという自責感・無力感、やらなければ見捨てられるという不安感などを一気に感じて、さらに苦しくなってしまいます。

その結果、人には相談しなくなります。こうして、うつになると、どんな人でも人が怖くなってしまうのです。

82

うつの症状が出ている人には「アドバイスしない」

うつになると、それまでとは打って変わって、暗い性格になってしまいます。それを見ると、周囲もどうしたんだろうと慌てるかもしれません。なんとか力になりたい、助けたいと思うあまりに、周りにいる人が対応を誤ってしまうことがあります。

うつというのはただの仕事のトラブルとは違います。職場でミスをしたり人間関係でもめたりしたとき、私たちは「問題解決」の視点で考えて、「ここがミスの原因だった」「この部分を理解できていなかった」「ここを改善してみよう」などと当事者にアドバイスしようとします。

ところが、本人がうつ状態にある場合は、そういった問題解決の視点からアドバイスしても役に立ちません。それどころか、うつ的性格では、アドバイスを「責められる言葉」に感じられて、逆にとても苦しくなるのです。

そういった悲劇を防ぐためにも、うつによる身体症状と精神症状について、ここでまとめておきましょう。

うつの身体症状

- **不眠**　＝　眠れない苦しさが2週間以上続く
- **食欲不振**　＝　食べ物がおいしくない、体重が変化する
- **過剰な疲労感、負担感**　＝　休んでも疲れが抜けない
- **思考停止**　＝　仕事ができない、成績の低下
- **身体不調**　＝　肩こり、頭痛、腹痛、涙が出るなどさまざまな症状

うつの精神症状

- **過剰な無力感（自信低下）**　＝　何をやってもダメ、不幸ばかり、自信の喪失
- **過剰な自責感（罪の意識）**　＝　自分がいたら迷惑、離婚や退職をしたいと思う
- **過剰な対人恐怖、怒り**　＝　人を避ける、逆に身内には怒りをぶつける
- **過剰な不安、焦り、後悔**　＝　休めない、否定的な考えしか浮かばない、楽しくない
- **「死にたい」気持ち**　＝　消えてしまいたい、居場所がない、楽になりたい

こうした症状が見られた場合には、通常の問題解決の視点からはアドバイスをしないように気をつけましょう。

83

うつで理性が働かなくなると偏った思考になる

頭痛や不安、対人恐怖といったうつ症状のある人が仕事でミスしたときに、「二度とミスをしないように、チェックリストを作りなさい」とか「顧客の要望をもう一度洗い出しなさい」などとアドバイスすると、本人はどんどん追い詰められていきます。

アドバイスの内容は確かに正しいので、本人は真面目にやろうとします。しかし、頭が回らないし体もつらいので、どうしても長時間労働になります。疲れ果て、うつ状態がさらに悪いサイクルに入ってしまうのです。

すると、偏ったうつ的思考から「自分の能力がないからだ」「やるべきこともできない私はみんなの足を引っ張っている」「会社からも家族からも切り捨てられるだろう」「アドバイスしてくれた人は本当は自分のことをバカだと笑っているんだ」というふうに、ますます悲惨な考えに陥ってしまいます。

うつっぽくなっている人が最優先すべきは、疲労回復です。ですから、仕事上の問題を解決するためのアドバイスではなく、休むようにアドバイスするほうがいいのですが、「今は休んだほうがいいよ」と言っても、うつ的性格になっている人からは「休めない！」と返されることが多いのです。

なぜこのようなことが起きるのでしょうか。それは、疲労の段階によって、理性と感情のどちらが優位なのかが変わってくるからです。

疲労の第1段階にある人は、理性が8割に対して、感情が2割の状態です。それが第3段階になると、理性が2割に対して、感情が8割と逆転します。つまり、すっかり感情に乗っ取られて、冷静に判断できなくなっているのです。

理性は「仕事を休んだ方がいい」と考えますが、感情が「休んだらとんでもないことになる」と判断してしまいます。

そんな状態の人に、「参考になるよ」などと本を渡したりしても、むしろ逆効果になります。本を渡されたけれども、とてもページをめくる気分になれないということもあるでしょう。頭が痛いし、やる気も起きないし、そんな自分がダメだと感じられて、余計に不安になってしまいます。無理にでも本を読んで「ここが参考になりました」と伝えなければならないのに、それができないなんて……と自己嫌悪に陥るのです。

ですから、相手にうつ症状が見られたら、アドバイスなどはせずに、少し距離をとって見守り、相手が話をしたければ聞く、という程度にとどめましょう。

84

疲労の第3段階の人はアドバイスが受け入れられなくなる

疲労の第1段階にある人と、第3段階にある人とでは、見えている世界が全く異なります。第3段階の人は、うつの症状が現れ、うつ的性格になり、感情が優位になって理性的な判断ができなくなってしまいます。

疲労の第1段階、第2段階、第3段階で、心身の状態がどのように変わるのか、ということをまとめてみましょう。

疲労の第1段階

・理性的に考えて統一感のある行動ができる
・切り替え、割り切り、問題解決の思考ができる
・問題解決のヒントを求め、その視点から自分を変えられる
・トラブルを成長の一環としてとらえられる
・刺激を受けてモチベーションを高めることができる

疲労の第2段階

・傷つきやすくなり、根気のない自分に自信を失い始める
・イライラ、不機嫌、うっすらとした不安、しみついた悲しみがある
・不眠や体のさまざまなトラブルがあり、体調はよくない
・弱みを見せたくない、認めたくない

疲労の第3段階

・山積した課題に圧倒され、過剰にネガティブになり、楽しみを見い出せなくなる
・過剰に不安になり、将来に希望を持てなくなる
・過剰に自分にダメ出しする
・行動ができなくなる
・アドバイスが受け入れられなくなり、体調不良がひどくなる

なお、自分が疲労の第2段階のときに、第3段階の人を支援するのはやめたほうがいいでしょう。傷つけ合ったり、共倒れになったりすることが多くなります。

85

うつに苦しむ人に「何かをさせよう」とするのはNG

人は誰でも、何らかの原因でがんばりすぎて、自分では気がつかないうちに疲労をため込み、うつ状態になってしまうことがあります。

そうやって苦しんでいる人が身近にいると力になりたいと思うものですが、よかれと思ってするアドバイスが無意識のうちに相手を追い込んでしまうこともあります。

うつの人は「対人恐怖」の状態にあり、気軽に人に相談できなくなっています。カウンセラーのような知識や経験はないけれど、ただ悩んでいる人のために何かがしたいと思うならば、「熱すぎるストーブ」にならないよう気をつけましょう。

元気づけたいという気持ちがどんなに強くても、「熱すぎるストーブ」は近くにあるだけで相手をやけどさせてしまいます。それよりも、目の届く範囲に存在して、相手に関心を向けておき、相手が話かけてくれれば話を聞くだけでいいのです。そのときは、ほどよい温度のストーブとして相手を暖めてあげましょう。

私は長年、「死にたい」と思うまでに落ち込んでいるうつの人を支援してきました。また、カウンセラーの育成も行っています。

うつの方を支援するときに最も重要なポイントは、「本人に何かをさせよう」という発想を一時的に保留にするということです。

苦しんでいる人が目の前にいると、周囲はどうしても、本人が抱えている、目に見えやすい表面的な問題に注目し、その改善のための行動をさせたくなるものです。

具体的には、本人の性格や能力、抱えている課題や環境などを指摘して、「ちょっと考えすぎなんじゃない？」「もうちょっとがんばれば乗り越えられるはず」「こんなふうにしてみたら？」というアドバイスをしがちです。

全く悪気はないのですが、その言葉を受けとった本人は「変わりなさい、動きなさい」と言われていると受け止めます。

確かに多くの場合、そうした意見は正しいので、本人もやってみようとしますが、心身ともに疲弊している状態ですから、ことごとくうまくいきません。そしてもっとがんばろうとした結果、疲労が上積みされていき、うつ症状が悪化していくのです。

うつの人に、「何かをさせよう」とするのはＮＧ。周囲の人はまず、本人の状態を理解し、その上で本人から「味方だ」と思ってもらうことが大切なのです。

86

「話を全部聞く」ことで相手の味方になる

うつ状態の人を支援する際には、周囲の人は「何かをさせよう」という発想をいったんオフにすることが重要です。

変わりなさい、動きなさい、とは言わずに、うつの本人に「私のことを理解してくれている」という安心感を持ってもらうことが重要です。それを私は、「味方になる支援」と言っています。

味方になる、というのは、相手が死にたいと言うのを肯定するという意味ではありません。「相手が思うことを否定しない」という味方です。「死にたいぐらいつらいんだね」と返してあげてください。

「私のことを理解してくれている」と本人に感じてもらうためには、「話を全部聞く」ことが大切です。死にたいと感じるのなら、どんなときに、どんな場面で、どれぐらい苦しかったかを聞きます。アドバイスしたくなってもぐっとこらえ、ときおり、話をまとめたり質問したりしながら、相手が伝えたいことを、できるだけ吐き出してもらいます。

本人がひと通り話し終えたあと、あなたに「どうしたらいいと思う?」と意見を求めてくることがあるかもしれません。こちらが「病院を受診してみたら?」「上司に相談してみたら?」といった提案をして、それに本人が飛びつくこともあるでしょう。

しかし、すぐに「やりたいけれど、やっぱりできない……」と、元の苦しいループに戻ってしまうこともあります。この波のある状態が、うつの1つの特徴です。一貫性を求めてはいけません。「やっぱり、今は怖いんだよね」と本人の気持ちを尊重します。

相談に乗ろうとする人は、相手が繰り返し同じ話をするのを我慢できないものです。「そんなことを言っても現実は始まらない」とか、「状況を変えたいなら自分で行動するしかないんじゃない?」「少しは我慢しなければいけない」などと言ってしまいがちです。でも、それができないから、本人は動けなくなってしまったのです。

同じ話を繰り返すということは、まだ相手が「わかってもらえていない」と感じている証拠なのです。

もちろん、こうやって話を聞いて信頼を得るということが難しいと感じられる場合もあるでしょう。身近な人が苦しんでいるとき、支援したいという気持ちがあっても、誰もがカウンセラーのように対応できるわけではありません。そのようなときは、無理せず専門家を頼ることをお勧めします。

87

うつになった人は骨折やインフルエンザの人と同じ

うつの状態にある人の味方になるためには、相手の話を全部聞く必要があります。その上で、「こうしたらいい」といった一般的な助言は控えます。問題を解決するような提案をするのではなく、相手の気持ちを受け止めて、その状態のまま何かできることがないか一緒に探すのであればいいでしょう。

たとえるなら、こんな感じです。寒くて体が冷え切っているけれども、暖房のスイッチに手が届かない人がいたとします。ジャンプすれば暖房のスイッチを入れられるのに、足を痛めているのでジャンプできないのです。それが、うつの状態の人です。そんな人に「たった5センチの高さだよ。ジャンプすれば暖房を入れられるよ」とアドバイスしても、意味がありません。この場合は、「じゃあ、もっと服を着込もう」といった、その状態でもできる対処法を一緒に考えたほうがいいのです。

そんな対処法はその場しのぎで根本的な解決にならない、と思うかもしれません。しかし、それでいいのです。その場しのぎのことをやっているうちに、少し疲労が回復して、病院に行って医師に相談できるようになるかもしれません。そうなるまでじっと待つことが大切です。

骨折している人や、インフルエンザで寝込んでいる人は、基本的に安静にしている必要があります。うつの人も、そんな状態にあると理解すればいいのです。

うつ状態の人は、偏った思考や感じ方、そして体の不調に苦しんでいます。しかも、時間が過ぎるのが途方もなく長いと感じています。1日1日と、ただ日常生活を送っているだけでつらいのです。夜もなかなか眠れません。

そんな人に対しては、布団を敷いたり、代わりに買い物に行ったり、食事を作ったり、掃除や洗濯をしたりといった、日常のお手伝いをして負担を減らすことが、周囲の人ができる支援です。私たちは、足を骨折している人やインフルエンザで寝込んでいる人に対しても、そうしますよね。

一方で、相手が遠く離れて住んでいる場合はどうしたらいいでしょうか。うつ状態の人には対人恐怖があるので、負担になることは避け、そっとしてあげるのが基本です。あるいは、メールを送っても「返信はいらないよ」と一言添えたり、「しばらく連絡はとらないけれど、元気になったら連絡をちょうだい、こちらはいつでも待っているからね」と適度に距離を取りつつ、温かいメッセージを送るといいでしょう。

88

うつは「心の疲労骨折」、治るまでに時間がかかる

うつの状態にある人は、10分で済むような仕事を、1時間かけても終わらせられない場合があります。

10分で済むような仕事を1時間かけても終わらせられず、自分なりに必死に格闘しているときに、「もうちょっとがんばってね」と言われただけで、死にたくなってしまいます。いったいこれ以上どうすればいいのだ、と絶望するのです。

うつの状態になると、どんな人も、偏った思考や感じ方をするようになります。「がんばって」は「自分はやっぱりがんばれていないんだな」と、「もっとこうしてみたら？」は「迷惑をかけないでね、少しぐらい努力してね」と受け取ります。

そんな相手に対しては、どう接すればいいのでしょうか。私が普段、カウンセラーを指導するときにお伝えしている「味方になる話の聞き方のポイント」をここにまとめてみます。相手が頭が回らない状態であることを理解しながら、決して問い詰めたりせず、ゆったりとした雰囲気でお話を聞いてみてください。

「味方になる」話の聞き方のポイント

・うつの症状、つらさを具体的に聞いてみる
・相手の話にしっかりとうなずく
・ときどき相手の話を要約する（例「今は、休んでも疲れが抜けなくて、頭が回らなかったり、ときどき泣いてしまったり、職場の足を引っ張っていると感じるんだね」）
・自分の意見を言わない。感じ方、考え方を指導しない。行動を提案しない
・とにかくその人の世界から「どう見えているのか」を教えてもらう
・質問は尋問調にならないように。こちらからの答えは必ずコンパクトにまとめる

うつの人は、足を骨折しているのと同じで、動けない状態です。周りからは「筋肉痛レベル」に見えたとしても、本人は、知らない間に起こっていた「疲労骨折」に混乱しています。疲労骨折は、治るまでに時間がかかります。疲れたから2～3日寝ていれば回復する、というレベルではありません。つまり、「うつは心の疲労骨折」なのです。

スポーツ選手だって骨折したら、復活するのは翌年、翌々年です。それと同じように、うつも「長くかかるけれど、復帰できる」ということを知っておきましょう。

89

遠くに住む人にできることは「距離をとって見守る」

コロナ禍では、人に会うことは避けるべきだと指導されてきました。また、感染拡大の不安や、日常生活が変化したことによるストレスを受け、心身の不調をきたす人も増えていました。

このため、遠くに住む家族や身近な人がうつになったけど、会うこともできないので心配だ、というケースも多くありました。

ただ、このような場合でも、心配だからといってこちらから毎日メールを送るのはよくありません。うつになった人は不安がとても強い状態なので、あれこれ情報が入ると余計にぐるぐると否定的な思考に陥りがちです。よかれと思って投げかけた毎日のメールが予想以上に負担になってしまうのです。

「相手と自分は気を使うような間柄じゃないから、お互いに何でも言えるはず」と思うかもしれませんが、それは元気なときの話です。相手は今、うつ的性格、つまり本来とは別の性格になっています。人が怖くなったり、1通のメールの返信をものすごく負担に感じているかもしれないことを、きちんと想像してあげましょう。対人恐怖になっている人に多くのメールを送ることは、肺炎で苦しんでいる人にタバコを差し入れするようなものなのです。

一方で、1人暮らしをしている人がうつになった場合は、余計に心配が募ります。そんなとき、日常生活の支援として負担にならない程度に連絡をとるのは1つの方法です。また、生活の支援は、行政のサポートを上手に活用する方法もあるでしょう。

遠く離れた人に対して、「自分しか助けられる人がいないのではないか」と心配になることもあるかもしれませんが、その人の人間関係というのは、本人以外はよく知らないものです。

私がカウンセリングをしているときに、「私には下園先生しか頼れる人がいません」とおっしゃる人もいますが、そんな人も、私の都合が悪かったり調子が悪かったりしたときには、別のネットワークを探そうとするものです。

人間って、けっこうしぶといものですよ。

ですから、遠くの人が心配であっても、定期的に連絡をしてみて、距離を置きつつ見守っていれば十分であることも多いのです。その上で、「話を聞いてほしい」と言われたときには、できるだけ聞いてあげてください。

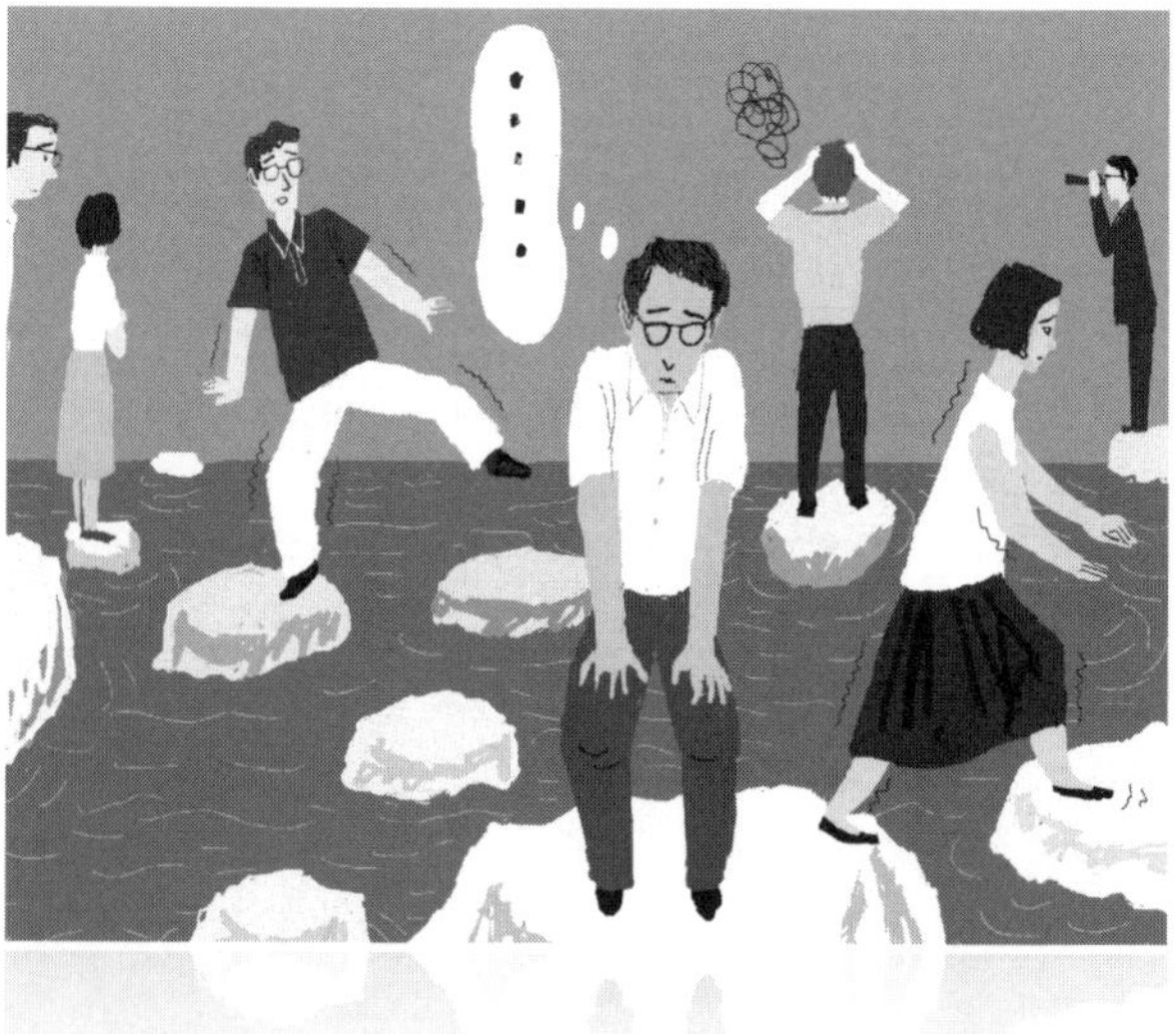

第7章

定年後の一番のリスクはメンタルヘルス

90

これから老後を迎える人の最大のリスクは「メンタル」

50歳を過ぎると、同年代で早期退職する人や、定年後に向けて行動を始める人の話などを耳にするようになります。

すると、次第に自分の定年後のことが気になり出し、「自分はいったいいつまで仕事をするのだろう」「定年後は新たな目標を見つけたほうがいいのか」など、不安や焦りを感じ、モヤモヤした気持ちになる方もいるでしょう。

人生の後半は、体力や気力ががくんと落ちます。そんな自分の衰えや、これからの社会変化も見すえた上で、今後を考えていく必要があります。定年後の生き方については、少し立ち止まって考えなければいけないのです。

定年後の「セカンドキャリア」というと、早期退職して別の分野に転身したり、ほかの地域へ移住したりする準備を積極的に始めている人もいるでしょう。

ただ、このようにセカンドキャリアにおける新しい人生のイメージを具体的に描いている人は、どちらかというと少数派かもしれません。多数派なのは、定年後の再雇用の制度もあるので、今までの延長線上を歩んでいけたらいいな、と漠然と思っている人たちではないでしょうか。

あるいは、定年後について考えなければいけないことはわかっているけれど、日々の忙しさに流されて後回しにしているかもしれません。

しかし、知っておいていただきたいのは、現在50代、60代の人は、これから社会が大きく変わっていく中で老後を迎えるということです。年金問題1つをとっても、自分の親の世代とでは状況が変わっています。

コロナ禍でキャッシュレス化やオンライン化が急速に浸透したように、科学技術の急激な進歩とともに、人々の暮らし方や仕事のあり方も、ますます大きく変わっていく可能性があります。

そして、これから老後を迎える人にとって、一番のリスクは「メンタルヘルス」であると私は考えています。

老後のお金については、多くの人が対策を考えています。健康については、国も特定健診やがん検診など方策を講じたりしています。しかし、メンタル面はどうでしょう。

体力も気力も落ちてくるのに、メンタル面に関しては、多くの人はノーケアなのです。そこにリスクがあると言えます。

91

メンタルケアの方法は若い頃と定年後では大きく違う

よくいわれているように、定年の前とあとでは環境が大きく変わります。そして、環境の変化はそれだけでストレスになり、メンタルに影響を与えます。

会社に人生を捧げてきたような仕事人間の場合、定年によって「もう職場に行かなくていい」状態になると、目標を失ったり、社会から疎外されているように感じることがあります。そのため、定年がきっかけになり抑うつ状態に陥る人も少なくないのです。

社会で居場所がなくなり、目標を失い、疎外感を覚えながら生活をしている人は、たとえ病気でなくても、生活に困っていなくても、メンタル面で幸せとは言い切れません。

定年後にメンタルを良好にキープするためには、新しい環境に合わせて、働き盛りの頃とは価値観を変えていかないといけないでしょう。

若い年代の人の場合は、うつっぽくなるのを予防するために「休みましょう、つらい刺激から離れましょう」という対策をとることができます。しかし、リタイアして仕事をしていない状態だと、すでに休んでいるし刺激から離れています。では、どんな対策をとるのかというと、「充実して意味のある時間を過ごしている」という実感を得られるようにすることです。

会社で働いているときは、仕事がありますし、仲間に評価されたりすることでやりがいを実感できます。定年後にはそれがゴソッとなくなるわけですから、自分の居場所や、やりがいについては、新しく考えなければならないのです。しかも、居場所ややりがいというのは、メンタルに直結しています。このあたりについて定年前にリアルに想像している人は、あまりいません。

もう1つ、寿命の話も重要です。日本の平均寿命は世界一です。50代、60代の人でも、残された時間が30年以上ある場合もあります。つまり、働き始めてから現在までと同じぐらいの年月がこれから待っているわけです。

今後の人生は想像しているよりもけっこう長く、環境も大きく変わっていくわけですから、価値観を切り替えて居場所ややりがいを見つけていかないと、メンタルをキープできなくなります。

現役世代のときの価値観でやっていけるほど、定年後の人生は短くありません。どうせなら、前向きに環境の変化に適応していきたいものです。

92

昔の老後は「頑丈なレール」、これからの老後は「飛び石」

自分の親の世代を見ていると、「老後もなんとかやっていけるんじゃないか」と思うかもしれません。

しかし、年金の問題1つとっても、親の世代と私たちの世代では状況が変わってきています。大学に行き、企業に就職したら終身雇用。その後は年金で人生を保証してくれる、という「頑丈なレール」は消滅しつつあるのです。

これまで自分はレールの上を通って生きてきたと感じている人は、定年後も何か別のレールが待っているだろうと思っているかもしれません。

でも実は、もはやそんなレールはなく、これからは「飛び石」をつたっていくしかないのです。そっと足を出して、この石は安定しているかな、滑らないかな、と確認しながら飛び石の上を歩んでいくのがこれからの時代の老後のイメージだと私は考えています。

定年後は、何もせずただ待っていれば誰かが仕事や生きがいを与えてくれるわけではありません。居場所や生きがいを自分で見つけていかないといけないのです。そのため、価値観や生き方を新しく切り替える必要があります。

20～40代の頃は、「しっかり稼ごう」「スキルを伸ばして一人前になろう」、あるいは「家族を養おう」といった目標や目的があるからがんばってこられたという面もあるでしょう。しかし、リタイア後は、こうした目標や目的はなくなります。

仕事をやめたら、さぞのんびりできるだろうと思っていたのに、実際には何もすることがなくなり、無力感を覚えてしまう場合があります。自由であるということは、何をやるか、すべてを自分で考えなければならないということです。

ならば、できるだけ長く働けば、やりがいも居場所も探す必要がないのでは？　と思うかもしれません。人生100年時代になり、生涯現役で働くことも可能な社会になりつつあるともいわれています。

しかし、年齢を重ねれば、体力と気力は落ちていきます。どんなに気をつけても、病気になることもあるでしょう。

80歳になっても90歳になっても社会で活躍する「スーパー老人」がよくメディアで注目されますが、当たり前ながら誰もがそれだけの体力と気力を維持できるわけではありません。スーパー老人はスーパーだからこそ、メディアに取り上げられるのです。

93

老後は自分で自分の舵をとるべき、待っていてもダメ

早期退職して別の分野に転身したり、定年後の再雇用で同じ会社で働いたりする際に、今の自分の体力と気力を基準にして「あとどれぐらい働けるだろうか」と考える人は多いでしょう。

誰だって、「今の状態がずっと続く」と思いたいものです。しかし実際には、年齢を重ねると体力と気力が落ちていきます。環境の変化からくるストレスでうつっぽくなったり、病気をしたりすると、体力と気力がガクンと落ちることもあります。

けっこうつらいことですが、体力と気力が落ちていくことを前提に、自分の老後のことをイメージしてみましょう。本格的な「老後」がくるまでの間に自分は何をできるかを考え、準備をなるべく早く始めることをお勧めします。

老後についてイメージするといっても、「自分が何をしたいのかよくわからない」「私には何が合っているのか」と思う人もいるでしょう。正解はどこにもなく、自分で探すしかありません。

もちろん、定年後には「何もしない」という選択肢もアリです。ただ、暇な時間をとりあえず何かして潰せばいいという「消化試合」のような人生になってしまっては、決して幸せとは言えないのではないでしょうか。

激務の日々を過ごしてきた人が、「もう働くのは疲れた。自分はひとかどの人間になったし、これからは身を粉にして働きたくない」などと言いながら、何らかのポストが回ってくるのを期待しているケースがあります。しかし、待っていても何も来ないので、仕方なく毎朝、図書館に行って新聞四紙にくまなく目を通していたりします。

やりたくてそうしているのであれば問題はないのですが、楽しさややりがいを全く感じられないのであれば、このような過ごし方はとても苦しいものです。

やはり、毎日、自分自身で舵をとっている、と思えるような過ごし方が理想です。そうするためには、50～60代のうちから今後をイメージし、準備を始める必要があります。

定年前の人の中には、「若い頃のようにバリバリ働く意欲がなくなってきた」と感じながら漫然と働いている人もいるかもしれません。しかし、「自分の今の状態をよく観察し、人生の次の試合の準備をしているのだ」と思えると、気力も湧いてくるものです。

気持ちを切り替えて、定年後のことを考えてみましょう。

94

これからの10年間は社会や環境の変化が大きくなる

将来についてイメージする手始めに、まずは今から10年後の社会と自分がどうなっているのかを想像してみましょう。

10年後について想像するときのコツは、その前に、今からさかのぼって10年前の自分がどんな生活をしていたかを思い出すことです。そして、10年前から今までの変化に比べて、これから10年間の変化はさらにドラスティックだということも意識しましょう。科学技術が進歩し、社会の変化もどんどん加速していくからです。

「老後を見すえて資格を取ろう」という人もいるでしょう。その際に注意したいのは、本当にその資格がいいのか？　ということです。定年前に宅建や簿記の資格を取る人は多いですし、私たちの世代には「語学神話」も強くて、英語をしゃべれるようになったらなんとかなるはず、と思っている人もいるようです。

しかし、今後はＡＩ（人工知能）も発達しますし、どんな資格があれば安心かというのは、ますますわからなくなってきます。せっかく費用と時間をかけて資格を取っても、社会においての需要がゼロになるということだって起こりえます。

もちろん、資格取得を純粋に学びとして楽しむために取り組むならいいでしょう。しかし「役に立つかも」「つぶしがきくかも」というような幻想を抱いていると、裏切られかねません。

資格取得といえば、私のところに「セカンドキャリアのために、カウンセリングを学びたい」とおっしゃる方も来られます。カウンセリングを学んで一人前になるまでにはどのぐらいかかるのかというと、早くて5～6年、一般には10年ほどかかります。60歳から始めたとしたら70歳までかかるかもしれないのです。その頃には体力や気力が落ちてしまっているでしょう。さらに、その頃はもう「AIカウンセラー」の時代かもしれません。でも、10年間学びを楽しむんだと思えば、それもありでしょう。

つまり、老後に向けて新たに何かを始めようとしたら、社会の変化も見すえた上で、「私は何のためにこれをやっているのか」をはっきりさせて取り組んだほうがいいということです。

目的をはっきりさせれば、それなりの喜びを追求していくことができます。それが、体力と気力が衰えてくる私たちにとって、「そこそこの充実が得られる方法」なのです。

95

新しい生き方を見つけるために「急ハンドル」を切らない

定年を間近に控えて「新しい生き方を見つけたい」と思っても、年齢とともに体力や気力、そしてモチベーションが落ちていき、日々やるべきことをこなすだけで精一杯で、なかなか思い通りに活動できない場合があります。

人生の後半の生き方を模索するためには、低下する体力や気力が余計に削られないような、「消耗しない方法」も知っておきたいものです。

ポイントは、「急ハンドルを切らないこと」にあります。

定年は人生の大きなターニングポイントです。定年が近づいてくると、大きな仕事を任せてもらえなくなり、「会社でないがしろにされているのではないか」などと、モヤモヤした気持ちを抱えがちです。そんなときに、急ハンドルを切ろうとする人がいます。例えば、後先のことは考えずに早期退職する、思い切って起業するという具合です。しかも十分な準備をすることなく、「面倒なことはあとで考えよう」と楽観視するので、当然ながら思ったような結果が出ないことのほうが多いのです。

これは明らかに、消耗する生き方です。疲労が蓄積し、経済的に困難になるリスクもあるでしょう。

こうやって急ハンドルを切るのは、自分の力を過信しがちだったり、自分にわざと負荷をかけることで成長してきたような人が多いようです。

もちろん、急ハンドルを切りたくなるのにも理由があります。モヤモヤしている気持ちを抱え続けるのはしんどいので、思い切った行動をとって起死回生を狙いたくなるのです。

実は抑うつ状態になっている人もそうで、中途半端な状態で日々、一喜一憂することが苦しくて、「すぐに辞表を提出する」「すぐに転職先を見つける」「起業する」など、一か八かの極端な行動を取りがちなのです。

大胆な行動をする人のことを「思い切っていてすごいな」と思うかもしれませんが、背後にはこうした苦しさもあるわけです。

定年後は、何よりもメンタルが危機に陥りやすい上に、今後はこれまで以上のスピードで社会も変わっていくことなどを考えると、50代や60代の生き方として、急ハンドルを切ったり、自分を成長させようとしたりするよりも、メンタルを安定させ、まずは「自分をうまく操縦する」ことに力点を置いたほうがいいと思います。

96

定年前後に生き方を急に変えると「自信」が急降下する

定年前後の50代や60代にとっては、環境が急激に変わること自体が大きなストレスになります。

若い頃は、引っ越しをするのも楽しく、新しい家で生活したり、新しい家具をそろえたり、新たな環境に身を置くことにワクワクするものです。

しかし、50代や60代になって同じように引っ越しをするとしたらどうでしょうか。手続き、荷造り、荷ほどきなど、新生活を軌道に乗せるまでの膨大な作業だけでどっと疲れるでしょう。

つまり、急ハンドルを切ることになる早期退職や起業などによって引き起こされるストレスは、想像以上に大きいということです。もし、急ハンドルを切りたいのであれば、十分に準備をして、予想されるさまざまな事態に先手を打っておかなければなりません。

もう1つ、急ハンドルを切ることは、「過去の自分を否定する」ことにもつながります。環境を急に変えようと思った人は、これまで培ってきたものや、築いてきた人間関係などを「無意味だった」と否定することで、新しい環境に飛び込むパワーを得ようとします。しかし、過去の自分を全否定することは、私たちの生き方を根本的に支えている「自信」を脆弱にしてしまうのです。

今までの自分とは違う、まっさらな道に進みたいというのは、「新しい自分」へのあこがれであり、まだ活力と柔軟性がある若い頃の発想です。

50歳には、これまで50年かけて蓄積してきた経験や、強固になった価値観があります。「新しい自分」へのあこがれは、実はそれらを自己否定することであり、同時に多くの場合「がんばればなんとかなる」という古い価値観に依存もしているのです。

それより、衰えていく自分や社会の変化などにきちんと目を向け、今後のことを冷静に考えていくのが、本当のチャレンジだと思います。

人生の後半においては、長い年月をかけて固まってきた価値観のまま押し通そうとすることもストレスを生みます。しかし、その価値観をいきなりすべて否定してしまうと、自分を深いところで支えてくれている「自信」が揺らいでしまいます。

自分の固まった価値観のうち、どこを変えて、どこを変えなくていいのか、じっくり見極めることが大切です。

それが、急ハンドルを避けたほうがいい理由の1つでもあるのです。

97

「こうあるべき」から「できないこともある」へ切り替える

急ハンドルを切ることはストレスにつながるので避けたほうがいい、という話を理解しつつも、一方で「年齢的にも今が最後のチャンスかもしれない」と、早期退職や起業について検討したくなる気持ちもわかります。

ハードルが高いことに挑戦して「まだこの年齢でもできるんだ」という達成感を得られたら、長い人生の後半を生き抜く自信にもなるかもしれません。

挑戦したいという気持ちはなぜ出てくるのでしょうか。それには、私たちが幼い頃から身につけてきた「子どもの心の強さ」が関わっています。私は、心の強さには2種類があると考えています。「子どもの心の強さ」と「大人の心の強さ」です。

子どもの心の強さ

・がんばるべき、成長するべき
・最後までやり遂げるべき

・苦しくても我慢するべき
・人に頼ったり甘えたりせず全部自分でやるべき

大人の心の強さ

・がんばるだけでは乗り越えられないこともある
・苦しいことは上手に避けていい、逃げてもいい
・できないこともあると認める、成長しなくてもいい
・ときには人に頼ることも重要だ

私たちは子ども時代から、「子どもの心の強さ」を目指すよう繰り返し教えられ、できるとほめられてきました。ただ、大人になっても「子どもの心の強さ」を強く持ちすぎていると、途中であきらめようとする自分を受け入れることが難しくなってきます。

そこで必要なのは「大人の心の強さ」です。体力にも限界があり、がんばるだけでは難しいことや、予期せぬ理不尽な出来事に直面したときに、柔軟に、あきらめるところはあきらめ、自分で自分を励ましながら、自分なりのゴールを目指していくことができるのが「大人の心の強さ」なのです。

趣味では苦しまなくていい、下手でも楽しみを見つける

心の強さには、「子どもの心の強さ」と「大人の心の強さ」の2種類があります。

年齢を重ねても「子どもの心の強さ」にこだわりすぎる人は、これまでの自分の過去をすべて否定して、早期退職や起業など、「一発逆転的」な行動をとる傾向があります。

今の自分にはなかなか手が届かないような目標を設定することで、自分を追い込み成長させ、充実した毎日を送りたいと思うのは、「子どもの心の強さ」の表れです。

しかし、もはや若い頃のようなパワーを持っていない私たちは、難しい目標設定をしても、がんばりきれません。目標が達成できなくても「がんばらなきゃ」と自分をさらに追い込むと、結果として消耗し、自信を失ってしまうのです。

一方で、何かに失敗したり、がんばっても報われなかったり、人に助けられる、といった経験によって培われていくのが「大人の心の強さ」です。

「大人の心の強さ」があれば、失敗しても、難しい状況に立たされても、自信を大きく失わずにいられるはずです。

「子どもの心の強さ」によって何か新しいことに挑戦することにも、全く意味がないとは言えません。運が味方するかもしれません。ただ、長い人生の後半を生き抜くためには、「大人の心の強さ」が必要になってくることは間違いありません。

起業や転職とは違いますが、新しい趣味に挑戦しようとしても、歳をとってからでは全然上達しないことにがっかりしてしまうことがあります。そして、その事実を受け止めるのが、予想以上につらかったりするのです。

これも、「子どもの心の強さ」から「大人の心の強さ」へと切り替えがうまくいっていないことを表しているような気がします。

新しい趣味に挑戦するときも、受験勉強のようにストイックに練習に打ち込んで、思うように上達しないと、落ち込んでしまうのです。一方、「趣味なのだから、楽しみを見つければいい」と切り替えられるのが、「大人の心の強さ」です。

成長は超スローペースだけど、趣味を通じて友達付き合いができる、職場とは違う空気を吸える、など良いところにもっと目を向けましょう。

定年後は環境が変わるのですから、その場なりの楽しみ方を「大人の心の強さ」によって開拓していきましょう。

99

環境も自分も変化する前提で試行錯誤のループを回す

急ハンドルを切るように新しい環境に飛び込み、これまでの経験をすべて否定するような行動は、大きなストレスにつながります。一からやり直すのは、年齢的にもなかなか難しいのです。一方で、何も挑戦しないでいると、あっという間に高齢者になってしまいそうな不安もあります。

自信も体力も気力も、モチベーションも落ちてくる状況で、ゆっくりと、かつ、確実に成果を得るためには、どのように行動すればいいでしょうか。

私がカウンセリングのときによくお話しするのが「1万時間セオリー」です。これは、人が初めて取り組むものに対して「修得できた」と思えるまでには1万時間が必要だという考え方です。1日1時間を費やすなら、1年で365時間、つまり27年かかります。

残りの人生で何か1つ修得したいのであれば、できるだけ早く始めたほうがいいでしょう。とはいえ、いったん何かを始めると、やめどきを判断するのが難しいのも事実。どうしたら、限られた人生の中で、自分が修得するべきものに出会えるのでしょうか。私がお勧めするのは、「OODA（ウーダ）ループ」を活用することです。これは簡単に言うと、「現状をよく観察し、試行錯誤をする」ためのループです。

O＝Observe（観察）
O＝Orient（状況判断、方向づけ）
D＝Decide（意思決定）
A＝Act（実行）

このOODAループは、状況が常に複雑に動いていて、行動をする自分たちのコンディションも揺れ動いている、という場面に適したやり方で、自衛隊において幹部自衛官が鍛えてきた「戦術」の思考過程ととてもよく似ています。

「観察」では、自分の状況や環境などについて、できるだけ客観的に、冷静に情報収集をします。次の「状況判断」では、自分の経験などの蓄積と「観察」で集めたデータを総合的に分析し、「たぶんこれが肝だ」と課題解決のポイントに当たりをつけます。続く「意思決定」では具体的な行動を決め、「実行」では実際に行動します。

100

定年後は「周到な準備」より「試行錯誤」がいい

定年後はいい意味で「場当たり的」な考え方ができたほうがたくましく生きていけると思います。

仕事をする上では、「PDCAサイクル」を使うことが多いでしょう。P（計画）、D（実行）、C（評価）、A（改善）というサイクルで、きっちりと事前に学習・研究をして綿密な計画を立て、あとはその計画に基づいて行動します。

これに対してOODAループは、環境や時勢、相手や自分の状況、運などに応じて目標も柔軟に変えていきます。わかりやすく言うと、「これが良さそうだ」「やってみよう」「うまくいかなかったな」「じゃ、次はこれ」と、軽やかに始めて、軽やかにやめることを繰り返すやり方です。

大切なのは、行動した結果に一喜一憂せず、結果を「観察」して再び一からループを回していくことです。また、自分自身の変化についてもきちんと考察します。やってみた結果について、自分がどう感じたのか、考えたのかを、その都度しっかり見つめる（観察する）ことで、結果的に今の自分にとって無理のない方法を常に選ぶことができます。

組織では、ある商品の売上目標の達成のためにどう販売するか、について考えるようなケースでPDCAサイクルを使います。前例や過去の資料などから入念な計画を立て、結果を検証して改善していきます。しかし、この考え方だと、変化の大きい状況に対応しにくいという弱点があります。

一方、OODAループは、そもそも現実は変化が大きいということを前提にしていて、自分も変化すると考えています。OODAループだと、失敗しても、原因の分析にこだわることなく、さっさと次の試行錯誤に向かいやすいのです。その点で、言ってみれば会社というより個人事業主のためのツールです。

ただ、定年前の段階でも、OODAループの考え方を日々の仕事の中に取り入れることは大いに可能です。

組織の中で自分の仕事だけでなく、ほかのいろいろな仕事に興味を持ち、可能なら体験させてもらい、それに対してOODAループによって、自分がどう感じたか、どのような目標を設定すべきかを検証していくと、定年後の予行演習になるはずです。

101

定年前から老後を「3つの時期」に分けて考える

今は慌ただしく働いている人でも、定年後にはぽっかりと空き時間ができてしまいます。そのとき、自分は何をして日々を過ごすのか、新たに「目標」や「やりがい」を見つけられるのか、とあれこれ考えてしまう方もいるでしょう。

私は、定年前から老後にかけての人生を「3つの時期」に分けて考えることを提案しています。

50〜65歳　準備の時期
仕事のペースを落とし、再就職なども検討する。社内以外の人付き合いも開拓する。

65〜75歳　陽の時期
多くの人が定年退職する。人付き合いは友人が中心になり、親の死を経験する。

75〜90歳　陰の時期
仕事をせず過ごす。これまでの蓄えや年金を使う。パートナーや友人の死を経験する。

50〜65歳は、老年期に向けて本格的な準備を始めます。子どもの教育費がかかったり、親の介護と仕事の両立など大変なことも多い時期です。体調にも変化が現れ、疲れやすさやストレス耐性の変化などを感じ始めます。しかし、この時期こそ、自分の価値観を変えていくチャンスです。趣味を通じた交流や地域とのつながり、オフの過ごし方を見直してみましょう。あとから振り返れば、この時期はまだまだ柔軟性と活力があるのです。

65〜75歳は、再雇用を受けていた人も退職になり、いよいよ本格的なシニアライフがスタートします。これまで社会で担ってきた役割がリセットされますが、行動するエネルギーも残されており、違う職場で働くことも可能です。人と交流したり、自分のペースに合わせた運動やハイキングなどもできるでしょう。親の死や、自らの病気など、喪失感をともなう出来事もあります。

75〜90歳は、「隠居」という言葉があるように、静かに過ごす楽しみと向き合う時期です。活動範囲が次第に狭まってきて、何かをやりたいという強い気持ちはさほど起こらなくなり、攻めというよりは守りを意識するようになります。パートナーが亡くなったり、介護を受けたり、周囲のサポートが必要になったりする可能性があります。身の周りを整理し、命を終える準備を整えていく「終活」の時期です。

102

「社会の役に立つこと」は必ずしもできなくていい

定年前から老後を「3つの時期」に分けて考えていくとき、オフや趣味の楽しみはどう変化していくのでしょうか。

私は自衛隊に勤務していたとき、なかなか自由になる時間がなかったのですが、退官後はちょっとでもスキマ時間があればテニスをするようになりました。体を動かすのが好きで、とにかくじっとしていられないんですよね。

ただ、スポーツはいつまでも続けられるものではありません。65～75歳の「陽の時期」になると、ひざや腰が痛くなったりすることもあるかもしれません。私が通っているテニススクールでも、毎日来ていた人が年齢を重ねるとだんだん来なくなることでもわかります。

私も「これ以上は体がつらいな」と思ったら、ゴルフや卓球にシフトしようかな、とも考えています。

さらに75歳以降の「陰の時期」になり、スポーツができなくなったら……。ゆっくりカウンセリングの講義でもできたらいいな、ゴスペルでも習おうかなというふうに考えています。こんなふうに、年齢に応じたいくつかの選択肢を用意しておくと、歳をとることがさほど怖くなくなります。

老後になったら旅行をしてみたい、と漠然と考えている人は多いものです。ところが現実には、旅行はかなり体力を使います。とにかく歩く必要があるのです。疲れ果てると、観光も楽しめません。旅行するなら、できるだけ若いうちです。

また、仕事に大きなやりがいを感じていた人ほど、社会の役に立つとか、お金を稼ぐこと以外のものに対して「意味のあることなのか」と思ってしまいます。その価値観を変えていくことこそ、これからの人生の大きなテーマなのです。

やることに意味がなければいけないのでしょうか。動物は意味なんて考えて生きていません。猫は1日寝て過ごしていますが、「今日は何をなしえただろうか」なんて考えないですよね。

人間も動物ですから、お腹がすいたらごはんを食べて、体を動かすと頭もすっきりする、というような日々を過ごして寿命を終えるのでもいいでしょう。

シニア期に社会に貢献するのはもちろん立派なことですが、たまたまそれができる人がやればいいと思うのです。

103

人は本能的に「中間目標」に引きずられる

シニア期では、やりがいや生きがいが、仕事中心から、オフや趣味のほうへと次第にシフトしていきます。このとき、価値観をうまく切り替えられずに、「社会の役に立っていなければ意味がない」と考えてしまいがちな人は、「がんばるべき」「苦しくてもがまんするべき」という「子どもの心の強さ」がまだ強すぎる状態だと言えます。「子どもの心の強さ」を緩められない人は、私が人間の「中間目標」と呼んでいるものを求める気持ちが強いです。

人間には、根源的な欲求として「食べたい」「安全でありたい」「子どもを残したい」というものがあります。これらの根源的な欲求が満たされているときは、次の危機に備えて、今できることをやっておこう、と行動します。このときの目標が「中間目標」です。

人間が本能的に目指す「中間目標」

①一番になる＝何か優れた能力を持っていれば生き抜ける可能性が高くなる

②**成長する**＝昨日よりも今日できることが増えたら、生き残れる
③**仲間を作る**＝居場所があれば生き残れる
④**異性から好かれる**＝子孫を残すために重要。若くありたい、化粧も大切
⑤**自由である**＝自由でいられることは命を制限されないこと
⑥**健康である**＝体力が維持でき健康であることは生命力に直結する

いずれも、生き抜く確率を上げることにつながるので、ないがしろにはできないものですが、この欲求には、根源的な欲求と違い、「満足する」ことがありません。

そして、これらの「中間目標」にこだわると、場合によっては、一番になりたいとか、恋愛に没頭したりと、底なしの欲求に突き動かされて、依存的になることもあります。

確かに、子ども時代は、将来のために中間目標の追求が重要だったかもしれません。しかし、リタイア後の人生では、中間目標を達成して、成長したり、一番になることに、それほど意味がなくなってきます。

「まあまあ、今のほどほどの状態を楽しめばいいか」というスタンスが大切なのです。

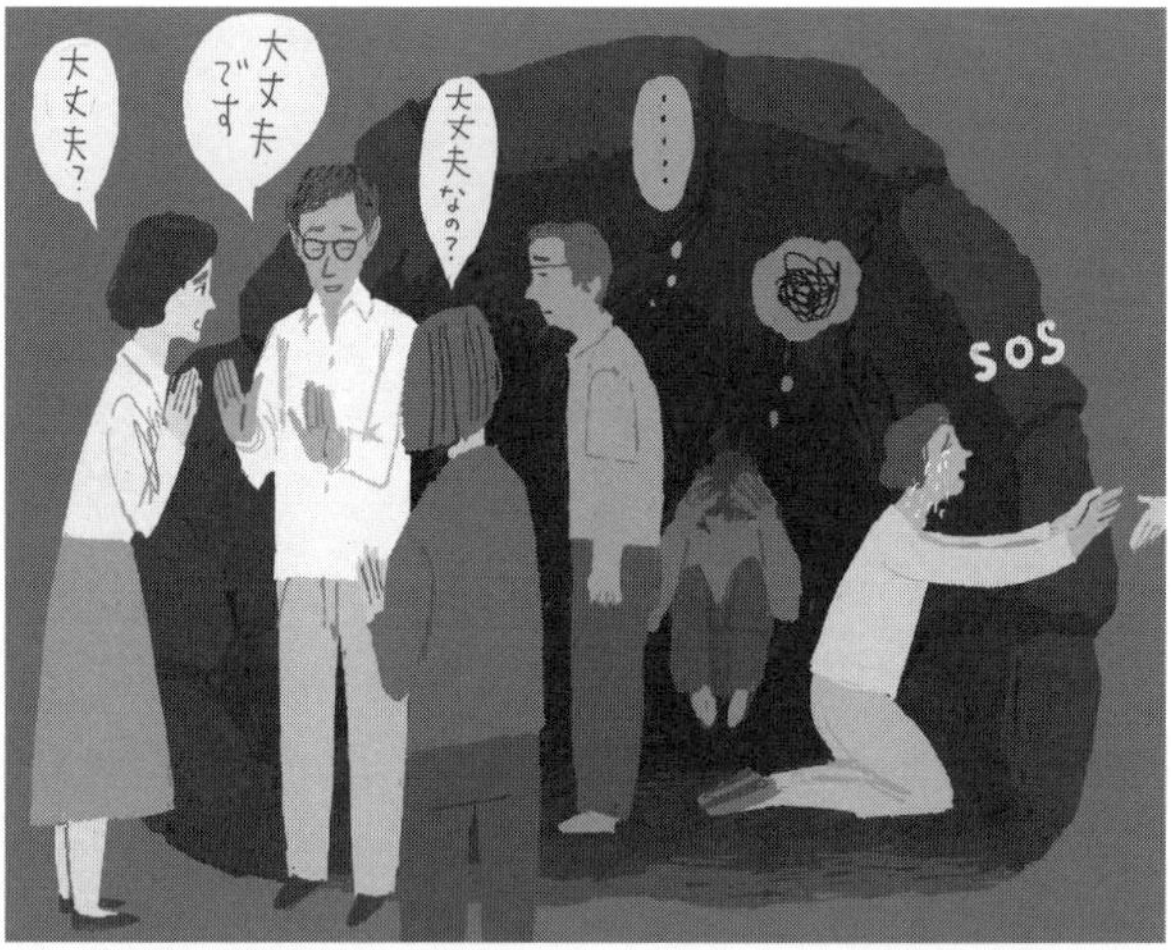
大丈夫？
大丈夫です
大丈夫なの？
……
SOS

第8章

身近な人を亡くした悲しみを乗り越える

104

身近な人を亡くすと誰しも「心の空洞」ができる

人生の後半になると、自分の親や知り合いを亡くす経験をすることがあります。

身近な人の死に突然遭遇すると、自分が想像していた以上に落ち込んだり、なかなか立ち直れなくなったりすることがあるのです。

喪失による悲しみは、私たちが予想する以上に心身にダメージをもたらします。

「親の死」「パートナーの死」「友の死」「大切なペットの死」は、いつ訪れるかわかりません。「子どもの死」に遭遇する人もいるでしょう。

喪失体験への心の準備はどのようにしておけばいいのでしょうか。

現代の生活では、病院で亡くなることも多く、人の死に接するのはお葬式くらいです。なかなかリアルに「死」そのものと接することが少ないため、いざそういった場に直面すると、自分はどうなるのだろうと考えたりします。

私は、自衛隊に所属していたときに、隊員やその家族のメンタルケアを担当していました。そして、自死で亡くなった方の家族や同僚の心のケアを行い、また亡くなった方の周囲への聞き取りなどをもとに、どうしてその人が自死に至ったかを客観的に分析する「サイコロジカルオートプシー（心理学的剖検《ぼうけん》）」という手法に基づき、実に数百という事例に接してきました。

自死は、周囲の人々の心に大きな傷痕を残します。特に苦しみが大きいのは、子どもを亡くされた親御さんでした。

みなさん、不思議と共通して「胸に大きな穴が空いたような感じがする」「その穴を風がぴゅーぴゅーと吹き抜ける」という表現をしていました。

その空洞のような感じが埋まるのには、10年以上かかることもあります。

私は自衛隊退職後も、喪失の苦しみに対する支援や、残された人たちが回復していくためのお手伝いを続けています。

私がカウンセリングをしてきた方の中には、大切な人を亡くした状況をなかなか受け入れられなかったり、罪悪感を抱き続ける方もたくさんいました。

喪失の経験ではさまざまな感情が沸き起こるものですが、その中心はやはり悲しみです。

そして、身近な人を亡くす経験に対して心の準備をするのであれば、喪失の悲しみとはどのようなものなのかをまず知ることが大切だと思います。

105

悲しみの感情や「涙」は必要だから生じている

大切な人を亡くしたとき、心の中に大きな悲しみがやってきます。

悲しみというと、体の反応としては「涙を流す」というイメージが浮かびます。そのときも、心の中ではさまざまな思いが巡ります。

まず知っていただきたいのは、悲しみという感情は、そのとき必要だから生じているものだということです。

悲しみ、怒り、不安などの感情に共通することですが、どっぷりとその感情につかるのは苦しいことです。だから私たちは感情にあらがおうとしたり、なかったかのように無視しようとしたりします。

ところが、その感情を認めないと、なかなかその気持ちが薄らいでいかないものです。だから、悲しみとも上手に向き合っていかなければなりません。

どんなに元気な人でも、悲しくなると、体と心には次のような反応が表れます。

体に出る反応

涙が流れる、笑わなくなる、目線が下がる、前かがみになる、話さなくなる、とぼとぼ歩く、食べなくなる、気力・意欲がなくなる、疲れ果てる。

心に出る反応

不安で眠れなくなる、楽しくなくなる、孤独を感じる、二度と良いことがないように感じる、自分を責める、忘れようとする、生きていても無意味だと感じる。

「笑わなくなる」「孤独を感じる」などはわかりやすいでしょう。一方で、「疲れ果てる」「自分を責める」「生きていても無意味だと感じる」というのは、むしろつらいショックからの回復を妨げる反応のように見えます。しかし、これらも必要だから生じているのです。

原始人の場合を考えてみましょう。大切な身内が亡くなるという状況は、その身内が猛獣に襲われた、崖から落ちた、食べてはいけない毒を含むものを食べた、などが考えられます。それは、生き残った自分にとっても危機が迫っていることを意味しています。

そのようなときに下手に動くと自分の身も危ないので、しばらくはじっとして態勢を立て直す必要があります。そのため、悲しみの感情は、人間をしばらくの間、安全に引きこもらせようとするのです。

106

大切な人の死を受け入れ、新たな方向へ歩み始める

悲しみの感情は、そのとき必要だから生じているものです。

そして、現代を生きている私たちの体や心は、まだ文明のない太古の昔、原始人だった頃とさほど変わっていません。

自らの命を守る、種を守る、という目的のために懸命に生きていた原始人の視点で見ると、その感情が何を体や心に訴えかけているのかを理解することができます。

近しい人が亡くなるということを原始人としてとらえ直すと、現代人以上にダメージを受けていたと想像できます。

原始人は、家族や仲間と常に協力しなければ生き残れません。つまり、身近な人を亡くすことは、自分の生きる支えを失うことであり、そして自分が相手と人間関係を築くために注いできた膨大なエネルギーや時間を失うことなのです。さらに、パートナーを失えば自分のＤＮＡを残す可能性も断たれたことになり、未来が失われたことを意味します。それは、自分の子どもを失った場合も同じです。

悲しみによって体に起きる反応として、気力がなくなる、疲れ果ててしまう、という状態は、原始人にとって猛獣に狙われやすい不利な状態と言えます。それでもこのような反応が起こるのは、「必要だったから」だと私は考えています。

動物に襲われる、崖から落ちる、毒のある食べ物を口にするといったことで身内の命が失われたということは、今のままでは自分の命も危ないわけです。まずは、物理的に引きこもりますが、場合によっては住む場所を変えたり、身を守る方法を見直すなど、「新たな生き方」にシフトしていかなくてはなりません。

そのためには、大切な人の死を受け入れて少しずつ忘れるという「あきらめるプロセス」と同時に、「新たな方向に進んでいくプロセス」も進めていかなくてはなりません。

このため、喪失体験が起こると体は一時的に「疲れ果てる」ことによってじっとしてエネルギーを温存し、涙を流して周囲からの援助をもらい、「自分を責める」「無意味な感じがする」ことで自分の足場を再点検します。

つまり、もう一度、意味ある生き方を再構築していくプロセスが始まるのです。

このように、しばらくじっとして態勢を整えつつ、大切な人の死を受け入れ、新たな生き方へとシフトするための感情、つまり再生のための感情が「悲しみ」なのです。

107

喪失から受けるダメージは、予想以上に大きく、長く続く

涙が流れ、不安で眠れなくなる、といった苦しい反応が悲しみの感情によって引き起こされるのは、それが人間にとって必要だから。それに気づかず、私たちは「こんなに悲しんでも故人は帰ってこない」などと、感情にフタをしようとしてしまいがちです。悲しんでいる人を元気づけようとして、そのようなことを言ってしまうこともあるでしょう。

人はつい、理屈で感情を説き伏せようとしてしまいます。悲しんでも現実は元に戻らない、泣いても意味はない、というのは、確かに理屈の上ではそうなのですが、なかなかそのように割り切ることはできません。私たちの感情は原始人の頃からあまり変わっておらず、そのせいもあり、喪失の感情は1年以上続くことも普通にあります。

喪失から受けるダメージは、自分が予想する以上に大きく、長く続くということを知っておきましょう。

昔、日本各地の村単位で行われていたという「村八分」は、なぜ「八分」なのでしょう

か。村八分とは、村社会の秩序を乱したり、罪を犯したり、労働を行わなかったりした人が、その家ごと、社会からの交流を絶たれることを意味します。村の行事のうち、8割方はのけ者にされ、婚姻のお祝いや建築、水害などの災害時であってものけ者なのですが、それでも「二分」、つまり「火事」と「葬儀」のときだけは別で、助け合うことが許されていたのです。

火事は延焼を防ぐため、葬儀も、命が亡くなるということはその家の一大事だから、という説があります。

喪失体験がその人にとって大きな危機である、ということが昔から理解されていたのです。

また、日本には古来より「喪の期間」というものがあります。家族が亡くなってから7日目の初七日、四十九日、一周忌というように、一族が繰り返し集まって故人を亡くした悲しみを乗り越えていくプロセスが大切にされてきました。

しかし、今は葬儀と初七日を同時に行うなど、コンパクト化することが多くなっています。ゆっくりとプロセスを進めていくべき喪失の時間の流れが圧縮されることで、1人で喪失感を抱え込むことになり、かえって罪悪感や後悔などを長引かせてしまっている人も多いと感じています。

108

悲しみで「パニック状態」になることにも意味がある

人は、身近な人を亡くすなどの「喪失体験」に直面すると、普段のその人では考えられないような行動をとることがあります。パニック状態になったり、引きこもったり、感情がマヒして何も考えられなくなったり……。こうした人それぞれの反応は、どれも理由があります。

感情に乗っ取られたような状態がどのようなものか理解するために、ここでは原始時代に「子どもがある日、目の前からいなくなった」というシーンを想定してみましょう。次のような反応が現れると考えられます。

個の保存による反応

・パニック状態になる ＝ 周囲に危機を知らせて助けを求める

・動けなくなる ＝ その場を動かないことで体力の消耗を避ける、子の帰りを待つ

・**何も感じなくなる** ＝ 自分の心が壊れないよう防御する、捜索に集中できる
・**信じない** ＝ 帰ってくる可能性を信じる

種の保存による反応
・**後悔する、自分を責める** ＝ 反省することで対処法を探す
・**繰り返し思い出す** ＝ 思い出して対策を立てる、ほかの人に同様の事故の危険を知らせる

「個の保存」を目的とする悲しみの反応の裏には、「他人の助けを求めることでピンチをしのぐ」「自分が生き抜くために、過度の消耗を避ける」などの意味があります。涙が流れるのも個の保存によるものです。涙は救難信号であり、「助けて」というメッセージを周囲に伝える作用が強いのです。

一方、「種の保存」による悲しみの反応には、「自分ができることはなかったのか強く反省し、種に貢献するために今後の対策を立てる」という目的があります。個々人がそれぞれの暮らしをしている現代人ですが、本能的な部分では、種の保存の反応が生じます。その中でも、自分を責めるような感情が生じることはとてもつらいものです。

109

「大丈夫」と言う人は感情がマヒ状態にある

パニック状態になったり、茫然自失《ぼうぜんじしつ》の状態になって引きこもったりするのは、悲惨な出来事に遭遇したときに起こる代表的な反応です。

原始人的には、パニック状態になるのは、周囲に自らの危機を知らせて助けを求めるためです。このとき、悲しみも感じず、マヒしたような状態になる人もいます。

一方、茫然自失となって引きこもるのは、体力の消耗を防ぎ、いざというときに行動するエネルギーを多少蓄えられるというメリットがあります。また、「信じない」というのも、原始人的には重要なことで、子どもが目の前からいなくなったときに「もしかしたら帰ってくるかもしれない」と信じて待つことも必要なのです。

配偶者を亡くしたばかりの人が冷静に振る舞うということもよくあります。知り合いに「大丈夫?」と聞かれても「大丈夫です」と平気な顔をしていると、周囲は「あの人、ケロッとしていたよ」などと言ったりするのですが、本人は感情をマヒさせることでなんとか乗り切ろうとしていることが多いのです。

私は経験上、「本当につらい状態にある人ほど、自分のことを大丈夫と言う傾向がある」と感じています。

つらいからこそ、その感情にあらがおうとしたり、無視しようとする人が多いのですが、決してダメージを受けていないわけではありません。

多くの人は、悲惨な出来事に直面したときに、後悔する、自分を責める、繰り返し思い出す、という反応を示します。これは、とてもつらいものです。

しかし、種が生き残るためには、その喪失体験を認め、何らかの対策を見出す必要があります。そのために、関わったすべての人が、自分にできることはなかったか、自分の責任ではないか、と繰り返し後悔し、自分を責めます。大変つらいのですが、そこから強力な教訓を得て、次の惨事を避けようとするのです。

繰り返し悪夢ばかり見るときもあります。これも、今回のことを忘れてはいけない、出来事を記憶として刻み込まなければ、という意味があると考えられます。

また、子どもなど身近な家族を失った人の中には、「忘れなければいけない」「でも前に進みたい」という感情がせめぎ合う中で、新たな物語を見つけ出すこともあります。亡くなった子どもと同じような悲劇が起こらないように、この社会を変えていく、世の中の不正を暴いていく、という方向で活動することで前に進もうとするのです。

110

大きな喪失体験のあとはとにかく体を休めて回復する

喪失体験というのは、大ケガのようなものです。ケガで負った傷の炎症がしばらく続くように、悲しみの感情によってパニックになったり引きこもったり、食欲が低下し不眠になるなどの反応は、1週間から1カ月ほどは続きます。

しかし、ここで無理をして気持ちをマヒさせて「大丈夫です」とがんばってしまうと、2カ月後ぐらいから突然、抑うつ状態になることが非常に多いので注意が必要です。無理をすることで、じわじわと消耗して疲労を極限までためてしまうからです。

喪失体験から回復するまでは通常1年から3年ぐらいかかります。その間は、元気が出ない、生きていても無意味だとか、自分のしていることにいったい何の価値があるのだろう、という思いにたびたびとらわれます。

私は自衛隊時代に東日本大震災で被災した方たちの支援を行いましたが、多くの人がこの「無意味感」や「無価値感」を抱えていました。家族を失った人も多く、自分の田畑や家屋、故郷を失うという経験をすると、「どんなに努力したって結局失うんだ」という思いにとらわれるのです。

小さな子どもを亡くしたあるお母さんは、ほかにも子どもたちがいたので、悲しみを感じる余裕がありませんでした。しかし、悲しみが回復していくプロセスを十分にたどることができていないので、10年たった今でも、ときどきその記憶に圧倒されて何もできなくなる、と話されました。

また、阪神・淡路大震災で両親を亡くした40代の男性は、その直後から会社の再建をがんばり、見た目にもすごく元気そうでした。しかし、3年後、ようやく事業の存続のめどが立ち、さあこれから自分の人生を、というときに急にうつ状態になり、両親のことばかり繰り返し思い出す、という状態になりました。

大ケガからの回復なのですから、日々の休息が大切だということを忘れてはなりません。「四十九日」までは集中力も持続力もなくなっているので、新たに何かを始めようとすると失敗しがちです。新たな人間関係の構築も失敗しやすいので、喪に服す期間は結婚なども保留にしておくという習わしが日本にはありました。

喪失のあとには体が動かなくなるほどの疲労感が現れます。しっかりと休み、気持ちが上向いたり、また落ち込んだりを繰り返しながら、徐々に悲しみが整理されていくる。何かをやろうという気力や意欲は、感情が消化されてから最後の最後に出てくるのです。

111

「忘れる」とは喪失のつらさが薄れていくこと

身近な人を亡くすという喪失の感情は、ゆっくりと時間をかけて消化されていきます。しかし、中には、ある程度時間が経過しても苦しい感情からなかなか抜け出せない人もいます。

喪失の直後から1カ月ほどは、感情が大きく揺さぶられる状態になります。そして1年から3年ほどかけて、ゆっくりと悲しみが消化されていく、というのが通常のプロセスです。しかし、喪失体験から何年も経過したのに、繰り返し思い出しては不安や後悔の思いにさいなまれることがあります。その背後には、本当はもう忘れたい、でも忘れてはいけない、という葛藤が隠れている場合があります。

カウンセリングでは、「では、どうすれば少しでも気持ちが軽くなるだろうか」という方法を探していきます。例えば、大切な人を亡くして5年も経っているのに、悲しみの感情の消化プロセスがほとんど進んでいないという人には、「上手に忘れるための工夫」をアドバイスしています。

人は「忘れられないんです」と言うとき、忘れるということを「記憶がなくなること」と思っているふしがあるように思います。そう思っていると、「忘れてはいけない」というスイッチが強く入り、感情の消化が妨げられてしまうのです。

そこで私は、忘れるというのは「記憶がなくなるのではなく、記憶にともなうつらさが薄れる」ことであり、「思い出そうとするときだけ思い出せる」ことだとお伝えしています。

喪失感情がまだ生々しいとき、自身の傷がまだ深くてつらさへの感受性が強い状態だと、ふと思い出すだけで悲しみや虚しさに飲み込まれるような状態になります。それが苦しいから「忘れたい」と強く思うのです。

一方、喪失感情を消化するプロセスがきちんと前に進み、当人も安定した状態となると、思い出すべきタイミングで記憶を取り出すことができるようになります。例えば、命日に故人のことを思い出そうとして涙を流す状態です。

生活の中で、不意打ちのように突然思い出すのではなく、思い出すきっかけがあるときにだけ思い出す、という状態を目指すと、「忘れたい、忘れたくない」という葛藤は小さくなっていきます。

112

悲しみを忘れるために「定期的に思い出す」機会を作る

喪失のつらさが薄れ、きっかけのあるときだけ思い出す状態にするには、どうすればいいでしょうか。

私はセミナーなどで、その人を思い出す機会を定期的に作るようにアドバイスしています。

故人をしのぶ儀式や行事、そして仏壇や遺品などは、その人を弔うためのツールとして古くから存在してきました。それにはちゃんと意味があるのです。

例えば、仕事に集中しているときには、亡くした人のことを忘れられている場合があります。一方で、そのようなとき、「大切な人を忘れてしまっていいのだろうか」という罪悪感を覚えることもあります。そこで、法事など決まったタイミングで故人ときちんと向き合い、「決して忘れていない」ということを自覚するのです。

また、仏壇に手を合わせて故人と会話をする、お墓参りをする、小さな遺品をバッグに入れて持ち歩くといったことも、思い出す、故人の存在に触れる、そして「忘れていない」と自分に言い聞かせる意味合いがあるのです。

繰り返し思い出してしまってつらいというときは、その気持ちを何かに書きとめるなどして言葉にしたり、あるいは絵などに描いたりすることもいいでしょう。

原始人的に考えるなら、喪失の記憶には「覚えておかなくてはならない」という側面もあります。自分にとって大切な人が森で猛獣に襲われたことは、自分や仲間が同じ目にあわないためにも、忘れてはならないことです。

ただし、それを繰り返し悪夢として見るのであれば、自分の生きるエネルギーが削られてしまいます。できれば、別のかたちで「覚えておく」ほうが望ましいですよね。

自分の生命を守る「個の保存」、そして集団を守る「種の保存」のために、人間は古くから、壁画や宗教画などで将来に伝えたい記憶について「外部記憶」として保存してきたのではないでしょうか。

言葉に書く、絵に描く、などの外部記憶という形に変えることで、心は一安心し、「ここにあるから、ずっと覚えておかなくてもいい」という方向に進んでいきます。

これはもちろん、現代人にも通じることです。亡くなった人のことを思い出し、言葉にしたり絵に描いたりすることで、気持ちは落ち着いていくでしょう。

113

「自分だけ楽になってはいけない」と思う人は「懺悔《ざんげ》」が有効

喪失の感情を消化するプロセスが、「自分だけ楽になってはいけない」という自責感によって阻まれてしまう場合があります。

これは、楽になってはいけない、つまり、「自分はもっと苦しまないといけない」という自責の方向に思考が引っ張られてしまうケースです。

カウンセリングで「もう苦しむ必要はないですよ」と私が言っても、強く否定する人がたくさんいます。「そんなことない、あのとき○○しなかった私が悪いんです。楽になってはいけないんです」と自身を責めるのです。

確かに、喪失感情を消化するプロセスにおいては、本当はこうすればよかったのではないかという自問自答をやり尽くさないと前に進めない側面があります。しかし、いつまでも自責を続けてしまうと、生きる元気が出てきません。

このような場合に有効なのが、古くからある習慣として、教会で行われてきた「懺悔《ざんげ》」です。これは誰かを亡くしたときだけでなく、あらゆる自責感からその人を解放する機能があると私はとらえています。

懺悔室なら、相手はただ黙って聞くだけなので、「おまえが悪い」と非難される恐怖もありません。ですから、カウンセリングでは「懺悔室にいるときのように、言葉にしてください」と伝えています。

言葉にして、誰かに聞いてもらうことはとても大切なことです。「こんなこと知られたら、必ず非難される、だから言えない」と苦しんでいる人は本当に多いものです。

「全部吐き出して、その上で責められずに、受け入れてもらえる」という体験が、喪失のプロセスを進めるには極めて重要です。

よく「泣いちゃだめだ」と涙を封印しようとする人がいますが、泣かなければ、表現しなければ、受け取ってくれる人にも出会えないのです。

とにかくちゃんと悲しむことが必要です。悲しんで、受け取ってくれた人から精神的にハグをしてもらうことができたら、悲しみは「満たされた」と満足します。そしてようやく「自分は幸せを感じていいのかもしれない」と思えるようになります。

もちろん、それだけでプロセスが大きく進むわけではありません。大事なのは、そうやって浮いたり沈んだりしながら「なんでもない日々を重ねていく」ことなのです。

114

「ペットロス」の感情も受け止め、大いに悲しむ

悲惨な出来事から回復するためには、最終的には「なんでもない日々」を何年も過ごす必要があります。

例えば、「津波」によって身近な人を亡くしたり、家屋を失った人の喪失感情がいえていくには、時間の力が必要です。時間とは、「津波が来ない期間」のことです。3年、5年と経って、初めて「もう安全だな」と本能的に思えるようになるのです。

人生の後半では、高齢の両親が立て続けに亡くなるという経験をすることがあります。これには注意が必要です。喪失感情をいやしている最中に、新たに身近な人が亡くなるという出来事に遭遇すると、精神的なダメージが上乗せされます。そんなときこそ、周囲のサポートが大切になります。

回復のプロセスでは、なんでもない日々を重ねるとともに、新しい思い出も重ねていきます。そのためにはオーバーワークにならないよう注意して体を休めながらも、人との交流を大切にしていくといいでしょう。

人は、「自分の話を聞いて、理解してくれる人がいる」と感じられると、生きる力が湧いてきて、根源的な自信が芽生えてきます。

また、身近な存在である「ペット」を亡くす経験でつらい思いをする人も多いでしょう。ペットという存在は、離れて暮らすおばあちゃんよりも近しい存在になっていることがあります。だから、おばあちゃんが亡くなるより大きなショックを感じることもあるはずです。

ペットという存在が、生きていく自信を支えていることがあります。自分をすごく慕ってくれて、話を聞いてくれ、裏表がなく、孤独をいやしてくれるという存在は、なかなか得られないものです。

また、子どもを育てるのと同じように手間がかかります。労力や愛情をたっぷり注いだわけですから、その対象を失うということは大きな喪失感をもたらします。

ペットロスの喪失感は大きいものです。ペットだからなどと軽んじずに、しっかり悲しんでいいのです。

今は多くの人がペットを失った悲しみを堂々と表現するようになったと感じています。葬儀もできるようになっています。儀式を行い、喪に服す期間を作る。人間に対するのと同じように、喪失感情の消化のプロセスを丁寧に進めることが大切です。

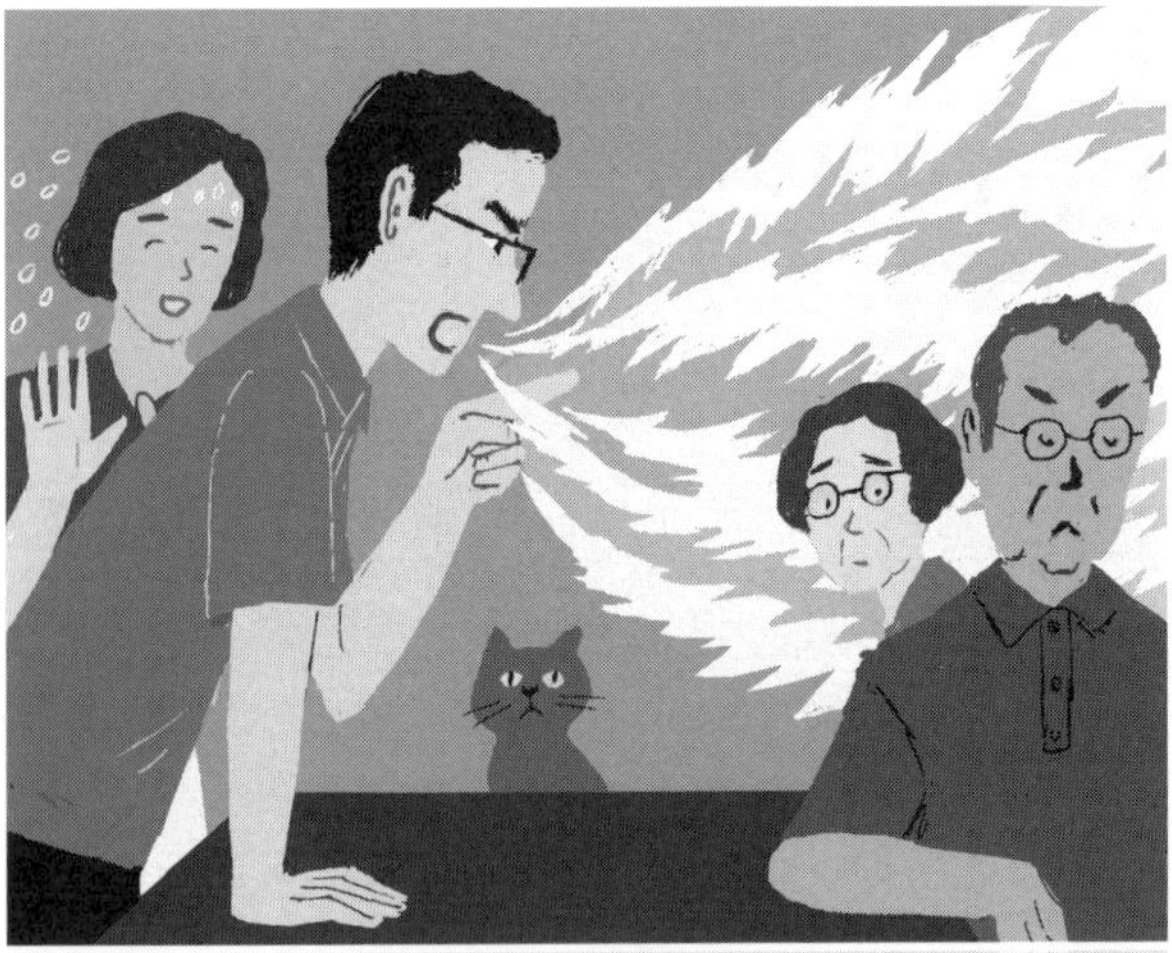

第9章

頑固になった「高齢の親」は将来の自分の姿

115

親がデマを信じてしまったら、何ができるのか

コロナ禍のように不安な状況が続くと、さまざまな情報が世の中にはあふれてきます。身近な人が新型コロナウイルスに関する誤った情報やデマのようなものを信じ込んでしまうといったケースもありました。

特に高齢の親御さんについて心配している人が多いようです。「2～3年ぶりに実家に帰ったら、親がデマや陰謀論を信じてしまっていた」という話を聞いたことはないでしょうか？

「その情報、明らかに偏っているのでは？」と思っても、相手がかたくなになってしまって話がかみ合いません。エビデンスを示して説明しても、何かいじめているような感じになってしまいます。

昔から理論的に物事を考える親の場合、自分が信じているデマについてもかなり理論武装しており、理屈で説得しようとしても、不必要な消耗戦になってしまいます。

そして、新型コロナのワクチン接種をめぐるいさかいが離婚に発展するように、親子の

人間関係が壊れてしまう場合もあります。

何かをかたくなに信じている人の心には、いったい何が起こっているのでしょうか。

不安は、情報を求める感情です。一般に、不安な状況が続くときなどには誤情報やデマなどが流布し、それを信じる人が増えていきます。

デマを信じ込み、そのデマを広める人は、「大事な情報は隠されている」などと思い込む傾向があります。

つまり被害者意識が、デマを広げ、デマを信じやすくする大きな原因になるのです。

さて、コロナ禍を振り返ってみると、自粛や行動制限などにより、自由を奪われたことが、被害者意識を持ちやすくしていたことがわかります。

それでも、理性が十分に働き、客観的な情報があれば、デマにもだまされません。

しかし、コロナ禍では、「病気になると死ぬかも」という強烈な不安があり、人々は疲れ果て、思考力が低下してしまいました。さらに、自粛による孤立化で、情報も偏ってしまったのです。

このように、うつっぽい状態で大きくなってきた思い込みは、単なる「思い違い、勘違い」とは異なり、命がけの信念になってしまったのです。いくら理性のアプローチで説得しても、命がけで信じている考えは、なかなか変わらないのです。

116

疲労が蓄積しているときほど被害妄想を抱きやすい

デマや偽情報を信じやすくなるのには、不安と被害者意識が関わっていますが、その背景に疲労の蓄積があると、思い込みがさらに強くなります。

疲労が蓄積しているかどうかは、以下の項目をチェックしてみることでわかります。

体のチェック項目

・眠れているか
・食べられているか
・疲れを感じているか
・頭が働くか、仕事がさばけているか
・頭痛、腰痛、吐き気やめまいなどの不定愁訴《しゅうそ》が続いていないか

心のチェック項目

・過剰な不安感はないか
・人が苦手になってないか
・自分は搾取されている、不当な扱いをされている、などの被害者意識はないか
・過剰な自信低下はないか
・過剰な罪悪感はないか
・やる気や興味が低下していないか

心のチェック項目に、「被害者意識」が含まれています。疲労が蓄積してくると、「弱ってきた自分」が周囲からつけ込まれるのではないかと恐れるようになります。これが被害者意識です。

また、疲労の蓄積が進むと、人間の理性の力が落ちていき、感情が幅を利かせるようになります。

疲労の第1段階であれば「ちょっとその考え、おかしいのでは？」と言われると「そうかも」と考え直すことができても、第2段階を超えると理性よりも感情が強くなってきて、「私たちはダマされている」といった被害妄想に染まりやすくなるというわけです。

117

デマを信じている人の話をすべて聞くことで安心させる

本来、理論的に考える人ほど、いったん信じてしまったデマや偽情報の正当性を、自分の中で強固に組み立てていきます。

ほかの視点による情報が入ってきても「いや、これには裏があるはず、なぜなら……」と、さらなる理論武装で対抗しようとするのです。

すると、周囲から見ると以前は良識的な人だったのに、なぜかこの件に関してはすごくかたくなになって聞く耳を持たない、という状態になります。

それでは、デマを信じている人に対しては、どうすればいいのでしょうか。一番大切なのは、その人を安心させてあげることです。

被害者意識や妄想のある人の根本には、不安があります。不安な状態が続いていることによる消耗と疲れもあります。そこに最も効くのは、「安心」なのです。安心できれば、不眠も改善し、休養もとれ、結果的に理性もある程度復活するのです。

どうすれば安心させられるのかというと、何よりもその人の話を否定しないで、最後まで全部聞くことが大切です。これは、うつ状態の人に対する話の聞き方と同じです。かたくなに1つのことを信じている人は、とにかく自分が信じていることを訴えて、理解してもらいたいと思っています。だから、話を聞いている途中で反論したくなっても、一通り聞くことが大切です。

話を聞くといっても、相手からその価値観をこちらにも押しつけられそうになったときは、どうすればいいでしょうか。

例えば、相手が話を終えたあとに、「だからあなたも○○の言うことを信じてはダメだよ」などと言ってきたら、「あなたが言いたいことはわかったし、あなたの行動は認める」と相手の意見を尊重した上で、「でも私は私の選択をする」と自分の立場を答えるといいでしょう。

少なくともそれまで相手は、周囲の人から「間違っている」と全否定されていたはずです。でも、話を全部聞いてもらえることで「自分は尊重してもらえた」と感じることができるでしょう。

そうすると、たとえ完全には同調してもらえなくても、不安が少し和らぎ、極端な思考が緩んでいくことが期待できるのです。

118

妄想を否定されると相手はより意固地になってしまう

デマや誤った情報を信じてしまっている人の不安を取り除くためには、相手の話を否定せず全部聞くことで、「自分は尊重してもらえた」と思ってもらうことが大切です。しかし、そうやって話を全部聞けば、相手の考えはすぐに変化するのでしょうか。実は、その可能性は低いのです。

命がけで信じている場合、それがひっくり返ることはなかなかありません。疲労が蓄積して第3段階となり、あることを真剣に信じ込んでいるのであれば、その考えは多くの場合、「記憶化」します。記憶化というのは、それがその人にとっての事実、真実として刻み込まれるということを意味します。

記憶化について理解するために、極端な例である「妄想」について、少し説明しましょう。極端な思い込みのことを、精神医学では妄想と呼びます。思い込みが妄想のレベルになると、人は物事をどう感じるのでしょうか。

ここで質問です。あなたは昨日何をしていましたか？　思い出してみてください。

例えば、「午前中は家でリモートワークをして、午後は本屋に行った」とします。これがあなたにとっての事実であり、真実です。

ところが、もし私が「え、あなたは昨日、◯◯町で◯◯をしていたはずだよ。勘違いしてない？」と真顔で言い、その場面の写真をあなたに見せたとしたらどうですか？　一瞬、混乱しますよね。そして、自分が昨日何をしたかもう一度思い出し、それから、どうしてこんな写真があるのだろう、この人は何か企んでいるのだろうか、と考えるでしょう。

このように、自分が事実、真実だと信じているものを否定され、その証拠を出されれば出されるほど、何か別の力が働いて自分を陥れようとしているのではないかと感じてしまうのです。デマを信じ込んでいる人も、これと同じです。自分の考えを否定されても、それを受け入れるのはとても難しく、不安になっていきます。

その人にとって「真実」になってしまっていたら、妄想的な思い込みの背景にある不安を少し緩めることはできても、その人の信念まで変えられると期待しないほうがいいでしょう。

新興宗教にハマった人などの場合、本人が離脱したいと思っていて、その道のプロが必死に説得しても、数年かかると言われています。それほど、難しいことなのです。

119

デマを信じる人を否定せず、これまで通り付き合う

デマや誤った情報を信じている人の話をすべて聞いて、相手の不安を少し和らげられたとしても、その人の考えを根本から変えるのは難しい場合が多いものです。ですから、親など身近な人が何かをかたくなに信じている場合、「それはその人の生き方、価値観だ」と考えるのも1つの方法です。

その人の信念はその人のすべてを表しているわけではありません。同居する家族が陰謀論にハマっていても、日常では一緒にご飯を食べて普通に過ごすことは可能なのです。

そもそも、自分だって間違っている可能性もあるのです。新型コロナウイルスなどは人類にとって未知のウイルスですから、10年後に「実はあのときの対応は部分的に間違いだった」とわかることもあるかもしれません。

「これが絶対に正しい」と言えるような真実はなかなかないのです。

医療においても、特定の治療を拒むという考え方の人たちもいます。普通の人の判断、いわゆる「常識」からしたら、治療したら治るのにそれを拒否するというのは、理解しが

たいことです。

しかしその場合でも、最終的にはその人の決めたことであり、その考えを尊重するべきだろう、と私は思っています。

例えば、がん治療のような場面では、親など身近な人と意見が対立すると、「それは絶対に間違いだ」と言い負かしたくなったりすることもあるでしょう。しかし、そのときも、最終的にはご本人の希望が優先されるべきだと思うのです。

身近な人がかたくなに何かを信じているときに、「それはその人の生き方、価値観だ」と受け止めて、意見が異なっても一緒に過ごすというのは、簡単なようで、難しいことです。他人なら「どうぞお好きに」と言えても、大切な身内だからこそ、こだわってしまいますよね。

しかし、どうしても自分が相手を変えたいと思ってしまうのは、それはもしかしたらあなた自身の問題かもしれません。あなたは疲れていませんか?

もし、あなた自身が疲労の第2段階の状態だったら、デマを信じている人に対して必要以上にイライラしてもおかしくありません。

許容範囲が狭くなり、イライラして頑固になっているのは「お互い様」だ、ということも常に頭に置いておきたいですね。

120

「免許返納」をしぶる高齢の親を頭ごなしに否定しない

親が高齢になると、デマを信じたり妄想にとらわれていなくても、こちらの意見を聞いてくれないことがあります。

例えば、高齢の親が車の運転を続けている場合、「そろそろ運転、やめたほうがいいんじゃない？」と思うことがあるでしょう。超高齢社会では、高齢者の免許返納は重要なテーマです。しかし、老人の事故の増加や、判断力の低下のデータなどを見せて説得しても、もし事故でケガでもしたらその後の看護や介護が大変になるからと訴えても、なかなか受け入れてくれないことがあります。

高齢になると人はより「かたくな」になる傾向があります。なぜなら年齢とともにエネルギーが低下し、不安になりやすくなるからです。社会との関わりが減ってきて、家の中にこもりがちになると、入ってくる情報も偏るようになり、考え方が固定化して頑固になってきます。

こういったときには、頭ごなしに説得しようとしても逆効果です。高齢の親は、生活で必要だから運転しているだけでなく、運転できることが親の自信を支えている場合もあります。そうすると、運転をやめることは本人にとって、とても苦しいことになってしまうのです。

このようなときに相手を説得しようと思ったら、まずは、相手の言い分を深いところまでしっかりと聞くことが必要です。相手の心の深いところまで思いやった上で、こちらの心配や希望も伝えていき、親が受け入れられる限界を探していくのです。

免許の返納に限らず、こちらの思惑で「こうしてほしい」と伝えるとき、親子だとつい強く主張してしまい、言い争いになってしまうこともありますよね。

いくらこちらが良かれと思っていても、語気が荒かったり相手を否定するような言い方をしてしまうと、相手は逆に殻にこもってしまいます。

「もう年なんだから運転はやめて」とか「物忘れも増えているし、この間だってぶつけそうになって危なかったんでしょ」と強い口調で言っても、同じくらいの勢いで反発してきます。「俺はまだそんな歳じゃない！」の一言で会話は終わりになるでしょう。

強い言葉で頭ごなしに言われると、相手は「自分を否定された」「攻撃された」と受け取ります。大切なのは、相手の気持ちを尊重しながら、相手が反発しない範囲で説得を続けることなのです。

121

反発されない範囲で話をして考えを少しずつ変えていく

高齢になった親に免許の返納を説得するためには、頭ごなしに言うのは逆効果。相手が反発を感じない範囲でコミュニケーションを続けることが大切です。

例えば、最初は「近頃、高齢者ドライバーの事故のニュースが多いね」などと伝えるのはどうでしょう。しかし、敏感に察知されて「自分の運転が危ないっていうこと?」と、むっとされるかもしれません。

受け取り方は人それぞれ異なります。だから、反発されないように話をするといっても、加減が難しいのです。

遠回しに言ったつもりでも反発されるなら、刺激が強すぎたんだな、と思って、さらにマイルドに伝えてみます。世間話として別の家族に高齢者の事故の話をして、なにげなく当人の耳に入るようにしてみる、とか。当人は会話に参加していなくても、耳に入るだけでも刺激となります。

すぐに変化は起こりません。ある程度長期戦になることも知っておきましょう。私の知り合いの場合、もう3年も免許返納の説得をしていて、まだその最中だということでした。じれったく思うかもしれませんが、相手にとっては「積極的には聞きたくない情報」なのですから、こちらの工夫が必要です。

免許を返納したら、その人の日常から車がなくなります。その苦痛を具体的に理解しないといけません。特に、都会なら交通手段がありますが、地方の場合はまるっきり生活が変わります。

地域でバスが使える場合でも、「乗りたいときにいつでも使える自家用車があった生活」から「バスを使うしかない生活」に変わるというのは、大きなギャップです。

また、70歳以上の高齢になると、免許更新の際に、運転適性などを見る検査や認知機能検査を受ける必要があります。これをクリアすることで「自分はまだ現役だ」という一種の自信になっている場合もあります。

免許の返納を勧めるということは、こうした「目に見えない自信」を取り上げてしまうことにもなるのです。

まずは、「本人の生活が大きく変わる」ということを理解するスタンスがこちら側にないと、相手は心を閉ざす一方でしょう。

122

「相手が大切にしている思い」を遠回りでも聞いていく

高齢の親に免許の返納を説得するときのように、相手にとって積極的には聞きたくないことを伝えたい場合は、まず相手の気持ちを理解して「自分は尊重されているな」と安心してもらうことが重要です。

相手と心を通じ合わせながら会話をしたいのであれば、次のようなポイントを意識しながら、話題を広げていくといいでしょう。これは、私がカウンセリングの指導をするときに、いつもお伝えしていることです。

相手を理解するために聞くテーマ

・その人の興味、関心のあること
・大切にしていること
・苦しかったこと、大変だったこと
・がんばったこと

・うれしかった、悲しかった、不安だったなど、感情が刺激されたこと

懸案の問題の周辺でこうしたテーマに関わる質問を投げかけると、相手も自然な流れで会話を続けてくれるようになります。

免許の返納がゴールである場合でも、その目的からはひとまず離れて、幅広く話をしてみましょう。興味・関心のあることや、大切にしていることを知ると、運転免許に関する親の思いを知ることができるかもしれません。そうすると、免許返納に関連して手助けできそうなポイントが見えてきたり、逆にあなたが親の運転免許を許容しようと思えるようになるかもしれません。

車でどこにでも出かけられ、人と交流するのをこれまでずっと楽しみにしてきたのであれば、あなたが、「もっと実家に帰って運転手になってあげよう」と思うかもしれません。あるいは、高齢者が無料で利用できる公共交通機関について教えてあげたり、出かけなくてもいろいろな人と交流できるようスマホの使い方をレクチャーしてもいいかもしれません。

利害が対立すると、親も自分の権利を守ろうとして必死になります。きちんと対話し、理解し合うと、対立関係ではなく「共同」の関係になります。すると親のほうから、歩み寄るような提案も出てきやすいのです。これが、親子ならではのやり方ではないでしょうか。

123

親の感情を受け止めることは、自分の老後の備えでもある

親子の関係には難しさもあります。親が相手だと、子どもとしての甘えもあったりして、相手の不安などを地道に聞き出すのがおっくうになることもあるでしょう。

しかし、どんな場合も相手の話をすべて聞くことが大切になります。

つらい、悲しい、悔しい、うれしい、などの感情を相手が表現したときには、うわべだけで共感するのではなく、しっかりと聞いた上で、理解しようと努力してください。

いろいろな思いをしっかり受け取ってもらえたと思うと、相手は安心するのです。すると、親であってもだんだんと変わってきます。免許の返納に関しても、「この間、運転していてちょっと怖いと思うことがあった」などと、不安を伝えてくれるようになることが変化の兆しです。次第に、「もう長距離の運転はやめる」「近所だけにする」となり、やがて自分で判断して「返納する」に着地できれば理想的です。

プロセスを一気に進めようとして、子どもの自分が安心したいがために強引に免許を返納させようとすると、相手は心を閉ざします。人の心に対しても急ハンドルは禁物なのです。

しかも、人生の後半は「できないこと」が増えていくことの連続です。「運転をやめたら」というストレートな言い方はいっそう自信を失わせるものです。

免許の返納に限らず。お酒やタバコなど、シニアの方に行動を変えてもらうようお願いするさまざまなシーンでも同様です。スポーツでも、「転倒が怖いからスキーをやめては」のようにストレートに提案するのではなく、まずは幅広くスキーについてさまざまな角度から聞き出してみてはいかがでしょうか。

これまでやってきたことを変えるには、「回数と時間」が必要です。運転やスポーツにおいて、ちょっと危ないかもしれない、どうしようかな、と本人が感じる回数が増えることに加え、その不安を自分の中で認めて、決断するまでにはある程度の時間がかかります。

親だけでなく、私たちも少し先には高齢者になっていきます。親とやりとりをしながら、自分の老後のシミュレーションもしていくといいですよね。頑固になった親こそ、自分の将来の姿かもしれないのです。

親の苦しい気持ちや、不安を聞き出して共感することは、自分にとっても大きな財産になります。親の本音を知っておけば、自分がやがてその年齢になったときも、自分の老いの姿にショックを受けることなく落ち着いた生活が送れるようになるでしょう。

124

親の介護は「戦場」、自分がうつになるのは絶対避ける

人生の後半になると、「親の介護」に直面する人が増えてきます。高齢者が、体の衰えや病気、認知症などにより、自分の力だけでは生活できない状態になったとき、家族などによる介護が必要になります。

介護は、子育てと同様に人生における重大かつ難しいテーマです。私はカウンセリングで親の介護の悩みを聞くたびに、現代社会では介護がますます難しいものになっていると感じています。

子どもが親を介護するときによくあるのが、「理想の介護」と「現実の介護」の間のギャップに苦しむことです。

理想の介護としては、親の意向を十分にくんで手厚いケアを自分で行いつつ、仕事や家事などもすべてこなす……というイメージを思い浮かべるかもしれません。しかし、介護をする環境は人それぞれであり、理想の介護ができる人はほんの少数でしょう。

「介護とはこうあるべき」という理想を捨てて、現実的にできることをやるしかないので

すが、なかなか頭が切り替えられない人も多いもの。それは、「親孝行しなければ」という思いが強いからでしょう。

私は、介護とは「戦場」だと思っています。戦場で「理想の介護」を掲げていては、部隊が全滅してしまいます。子どもが親を介護する場合、自分が部隊のリーダーになって、予測不能な状況に対して、手持ちの食糧と武器と知恵で対応していくしかないのです。

自衛隊では、戦場において第一に行うこととして、「最も避けなければいけないことは何か」を考えることだと教わります。本物の戦争では、首都が奪われたり、総理大臣などのリーダーの命を取られることが、最も避けなければならないことでしょう。

そして、介護において最も避けなければならないことは、「介護しているあなた自身がうつになること」なのです。

介護には、うつになりやすい要素が満載です。疲労が蓄積しますし、休みたくなっても「親を放っておいて楽をしているのではないか」と自分で思ってしまったりします。親は施設に行きたくないと言っているのに施設に行かせてしまったとか、日々のケアで手を抜いてしまったなど、自責感にさいなまれやすいのです。

しかし、自分がうつになることさえ避けられれば、判断力を維持できて、人に助けも求められ、なんとか臨機応変に動くことができるのです。

125

「理想の介護」を捨て、人の力を徹底的に借りる

親を子どもが介護するときに最も気をつけなければならないのは、介護している側がうつになってしまうことです。

私はカウンセリングで、「介護うつ」になってしまった人から話を聞くことがよくあります。

介護と子育てはよく似ています。どちらも毎日、相手に対するケアが必要で、子育てでもうつになってしまう人はたくさんいます。

しかし、子育てには子どもが成長する喜びがあり、だんだん手がかからなくなっていきます。一方、介護は逆です。できないことが増えていき、介護する側の負担は大きくなり、終わりが見えません。気持ちの根っこに「長生きしてほしいけど、それだと介護がずっと続いてしまう」という葛藤が生まれたりもするので、知らないうちにエネルギーを消耗していきます。ただ老いていく親を見るだけでも、単純につらいものです。

介護で自分がうつにならないためには、現実的に自分がこなせる介護をやることです。

現代の日本では介護サービスもある程度整備され、介護の負担を和らげるグッズも増えています。「こうあらねば」という理想を取っ払って、借りられる力は全部借りることにすれば、破綻することなく介護を続けられるでしょう。

介護うつになった人から話を聞くと、「理想の介護」にとらわれすぎていると感じます。親の意向に沿ったケアを自分で行わなければならない、仕事や家事・子育てについても手を抜いてはいけない、などと思っていては、体がいくつあっても足りません。

介護はこうあらねばという思い込みがあると、すぐに疲労が蓄積し、それにより冷静な判断力を失ったり、理性よりも感情が勝った状態になり、親に対して暴言を吐いてしまったりします。それでさらに自己嫌悪に陥って……と悪循環になってしまうのです。

責任感が強く、自分で抱え込んでしまうタイプの人も要注意。疲れがたまり、うつっぽくなっているのに、きょうだいなどの身近な人に対してもSOSを出すことができなかったりします。

「今、介護でこんなにつらい」という話は、自分からしなければ、きょうだいであってもわからないものです。周りからは「大丈夫なんだ」「好きで介護をしているんだ」と思われているケースもよくあります。まずは身近な人に助けを求め、できる限り無理せず続けられる介護にシフトしていきましょう。

おわりに

私はかつて、陸上自衛隊に所属し、「心理教官」として20年間にわたって隊員の心のケアに携わってきました。

自衛隊は、災害現場や紛争地への派遣もあり、ストレスの多い職場です。かといって、隊員たちが特別に心の強い人たちばかりかというと、そうではありません。

どんなに健康な人でも、疲労がたまっているのに無理をしてしまうと、心がぽっきりと折れてしまうことがあります。

「この人は優秀だ。頼もしいぞ」と周りが思っていたのに、うつ病になり、職場をやめてしまうというのもよくあることです。

50歳を過ぎ、心が疲れやすくなってきた私たちは、これまでよりも「無理をして、心がぽっきりと折れてしまう」という事態に注意しなければなりません。

人生の後半における最大のリスクは、「メンタルヘルス」です。心が健康なら、たいていのことはなんとかなる、生き抜いていけると思います。

心の平穏をキープするためには、疲れをためない生活習慣に加え、「人間とはままならないものだ」という方向に発想を変える必要があります。

昨日までは調子がいいと思っていたのに、今日は朝から体が重いと感じることも普通にあります。疲労が2、3日遅れでやってきたり、気分の浮き沈みがあるのも当たり前のことなのです。

そうした「ままならなさ」を受け入れ、ときに周りの人の力を上手に借りて、日々を送っていくことが大切です。

何でも自分1人でがんばらなければならない、他人に迷惑をかけてはならない、という考えを手放すことができれば、人生の後半を豊かに過ごすことができるでしょう。

そのためのお手伝いとして、本書がみなさんのお役に立つことを願っています。

2023年2月

著者

著者略歴

下園壮太（しもぞの そうた）

心理カウンセラー／ NPO 法人メンタルレスキュー協会理事長／
元・陸上自衛隊心理教官

1959 年、鹿児島県生まれ。82 年、防衛大学校を卒業後、陸上自衛隊入隊。陸上自衛隊初の心理幹部として、自衛隊員のメンタルヘルス教育、リーダーシップ育成、カウンセリングを手がける。大事故や自殺問題への支援も数多く、現場で得た経験をもとに独自のカウンセリング理論を展開。2015 年に退官し、その後は講演や研修を通して、実践的なカウンセリング技術の普及に努める。
著書に、『自衛隊メンタル教官が教える 心の疲れをとる技術』（朝日新聞出版）、『「一見、いい人」が一番ヤバイ』（PHP 研究所）、『教えて先生 もしかして性格って悪くなるの?』（すばる舎）など多数。

50歳からの心の疲れをとる習慣

2023年3月20日　第1版第1刷発行

著　者　　下園壮太
発行者　　北方雅人
発　行　　株式会社日経ＢＰ
発　売　　株式会社日経ＢＰマーケティング
〒105-8308　東京都港区虎ノ門4-3-12
デザイン　　鈴木大輔、仲條世菜（ソウルデザイン）
イラスト　　丹下京子
編　集　　竹内靖朗
編集協力　　柳本操
校正　　円水社
DTP　　アーティザンカンパニー
印刷・製本　　大日本印刷株式会社

ISBN 978-4-296-20176-1

本書籍に関するお問い合わせ、ご連絡は下記にて承ります。
https://nkbp.jp/booksQA

初出：日経 Gooday（https://gooday.nikkei.co.jp/）

日経Goodayの好評既刊

尿もれ、頻尿、前立腺の本

名医が教える尿の悩みを根本から治す方法

悩ましい、尿もれ、頻尿、
夜間頻尿の悩みに
泌尿器科の名医が
ズバリ、答えます!

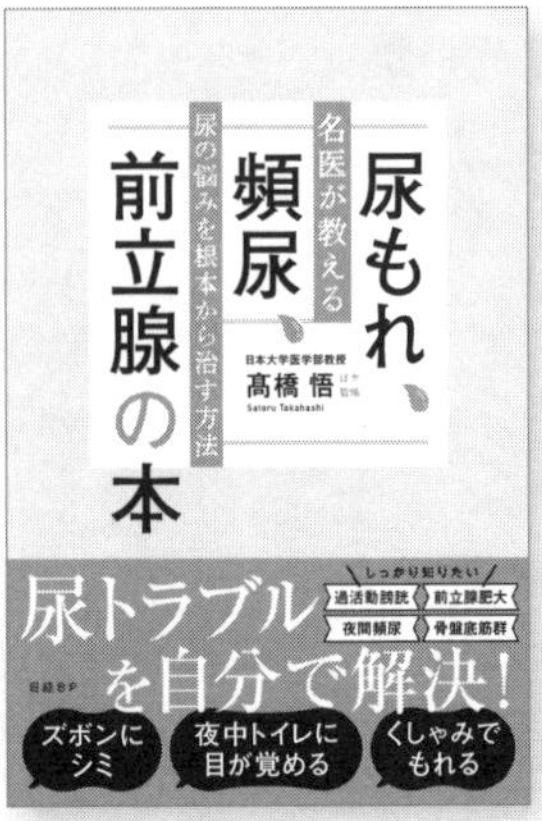

日本大学医学部教授
髙橋悟ほか監修

四六判並製　定価:1540円(10%税込)

もくじ

第1章　誰もが抱える「尿の悩み」を自分で解決するには

第2章　夜中トイレで起きる「夜間頻尿」を改善する

第3章　男性を悩ます「前立腺肥大症」はどう治療する?

第4章　女性の尿の悩みは「骨盤底筋群」を鍛えて治す!

第5章　尿トラブルの背後に潜む病気とは?